宝宝四季少生病

——0~3岁宝宝照顾细节400个

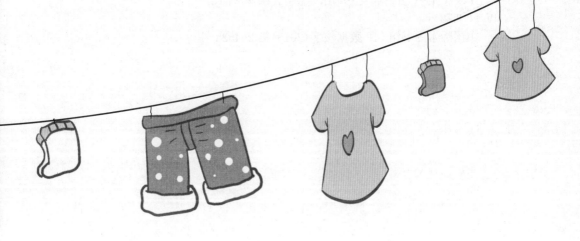

主　编：毛增辉

编　委：左　亮　吴金叶　郑思思
　　　　蒋玉君　黄　佩　周　伟
　　　　李　婕　申沅芳　陆　漫

插　图：李宏江

U0305812

湖南科学技术出版社

图书在版编目（ＣＩＰ）数据

　　宝宝四季少生病 ——0～3 岁宝宝照顾细节 400 个 ／ 毛增辉主编.
-- 长沙 ：湖南科学技术出版社，2014.1
　　ISBN 978-7-5357-7922-9

　　Ⅰ．①宝… Ⅱ．①毛… Ⅲ．①小儿疾病－防治

　Ⅳ．①R72

　　中国版本图书馆 CIP 数据核字 (2013) 第 254528 号

宝宝四季少生病 ——0～3 岁宝宝照顾细节 400 个

主　　编：毛增辉
策划编辑：郑　英　邹海心
出版发行：湖南科学技术出版社
社　　址：长沙市湘雅路 276 号
　　　　　http://www.hnstp.com
邮购联系：本社直销科　0731-84375808
印　　刷：长沙超峰印刷有限公司
　　　　（印装质量问题请直接与本厂联系）
厂　　址：宁乡县金洲新区泉洲北路 100 号
邮　　编：410600
出版日期：2014 年 1 月第 1 版第 1 次
开　　本：710mm×1020mm　1/16
印　　张：15
书　　号：ISBN 978-7-5357-7922-9
定　　价：28.00 元

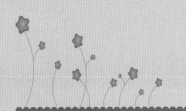

前言

　　孕育一个新生命不容易，养育一个健康聪明的宝宝，更是件花费诸多精力的细致活。为了自己的心肝宝贝，家长们总是日夜操劳在所不惜。在生活工作繁忙的现代社会里，如何节省大量精力和时间、如何根据四季养生之道，有的放矢地对宝贝的饮食、健康、日常活动等进行针对性的护理照顾，这其中有大量细节不容忽视——比如说春季气候不稳定，忽冷忽热，家长们不要急着给宝宝减衣服，最好等温度比较稳定时再适当给宝宝减衣服。到了夏天，天气变炎热，要勤给宝宝喂水，即便是纯母乳喂养的宝宝也要注意给宝宝喂水。秋天的天气比较舒适，但却是宝宝腹泻多发的季节，要注意饮食卫生和个人卫生。如果宝宝的身体素质不错，冬天可以让宝宝出去晒晒太阳，如果不能出去晒太阳的话，要额外给宝宝补充鱼肝油，防止宝宝缺钙……

　　为了帮助爸爸妈妈们了解更多的宝宝精华护理知识，我们精心编制了本书。书中可以了解从宝宝出生到3岁宝贝这个阶段中，作为爸爸妈妈帮助孩子健康成长需要做的所有事情。知识全面，通俗易懂但又绝对够专业，新手爸妈们可以从中找到从宝宝日常生活各个方面，包括饮食以及常见的小儿疾病防治等应对措施——周全的知识让你大开眼界，最重要的是让你在以后的生活中一旦遇到其中的情况不会手忙脚乱、不知所措。

　　希望借由本书中对宝宝四季的照顾重点提示，能对身为新手爸妈的您在照顾宝宝时有所助益，且更加得心应手。

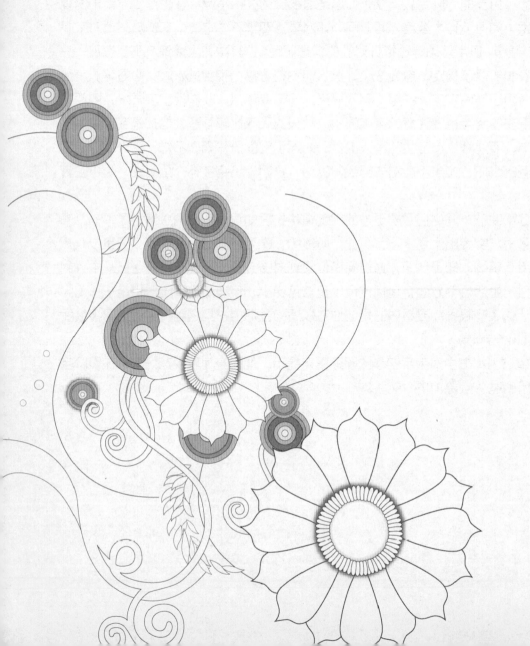

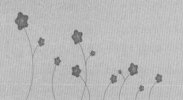
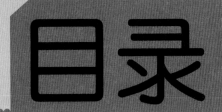

目录

第二章　宝宝四季不生病的日常生活护理细节

饮食护理

冬季食谱推荐

第三章 宝宝四季的疾病防治与护理

第一节 宝宝春季常见疾病防治细节

第二节 夏季宝宝疾病防治细节

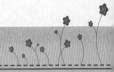

第一章　宝宝四季不生病的日常生活护理细节

第一节　宝宝生活环境要注意

1 室内外空气污染问题

　　说到宝宝的生活环境，就不得不提一提空气污染的问题。对宝宝来说，室内外空气污染表现为多个方面：首先，室内装修中使用的各种涂料和装饰物会释放甲醛、苯等有还物质，像大理石还可能产生放射性物质，这些污染物易造成胎儿畸形发育；其次，公路街道上的汽车尾气污染、噪声污染、光污染等，都会对宝宝造成一定的伤害； 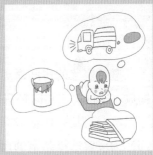 此外，不容忽视的还有宝宝玩具中的有害物质对宝宝健康的危害。不仅有些玩具本身的材质会产生有害物质，而且玩具市场良莠不齐，劣质产品混迹其中，难以甄别。为不合格玩具的产生留下隐患，不利于宝宝健康。

♡护理细节

　　1.宝宝房间装修不用过分讲究设计。

　　过多的颜色构想、过分精致的装饰，容易造成室内空气污染，会给宝宝的健康埋下隐患。

　　2.为宝宝挑选合格的玩具。

　　爸爸妈妈买玩具时一定要到正规的商店购买，要买具备具备质量资格认证的。

　　3.宝宝房间要注意通风透气。

　　宝宝的房间应每天定时通风，避免污浊空气封闭其中，长此以往，宝宝容易感染疾病。

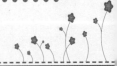

2 新生宝宝的居室安排

新生宝宝刚从妈妈温暖安全的体内走出来，还不能很好地适应外界复杂的环境。他们是可爱的，也是稚嫩的，需要爸爸妈妈特别的关照才能健康的成长。为宝宝准备一个舒适的居室，是宝宝健康成长的起点。

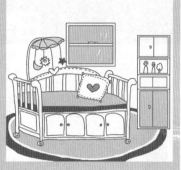

♥护理细节

1. 给宝宝一个安静祥和的生活环境。

避免宝宝的房间靠近喧器嘈杂区域，房内可布置一些平和色调的图画，平时可播放一些优美柔和的轻音乐。

2. 注意房间的朝向。

为宝宝选择朝南的房间，且要光线充足。这样就能保证房间的温度和湿度，有益于宝宝健康。

3. 勤于打扫，保持清洁。

宝宝弱小，不打扫好房间卫生，各种细菌随时可能倾入宝宝体内，引发疾病。为了宝宝健康，爸爸妈妈应天天打扫。

4. 宝宝居室要空气清新。

宝宝刚出生，经常会有亲朋好友探望，难免有人吸烟，造成空气污浊。爸爸妈妈要加强防范。此外，宝宝的房间应能通风透气，不要过于封闭。

5. 有良好的保暖和降暑条件。

宝宝体弱，不能经受风寒和酷暑，有条件的家庭最好为宝宝房间安装空调，但空调房里也有许多要注意的细节，不然容易感冒，这个后面章节还会谈到。

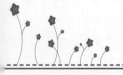

3 宝宝的床要选好

宝宝1岁多的时候大多数处于断奶期了，这时候爸爸妈妈应该让宝宝开始独自睡觉，以培养宝宝独立的能力。让宝宝独自睡觉，最关键的就是床了。一张舒适的床不仅能让宝宝睡得安稳，而且能为宝宝的健康加分。

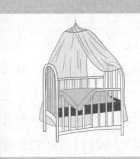

♡护理细节

1. 便于照顾。

宝宝们睡觉可不老实，不仅仅是踢被子，还让妈妈时刻担心他（她）掉下床去，所以，即使让宝宝单独睡，也要方便自己照顾。

2. 被子首选棉质品。

棉质的被子吸水性好，柔软，耐洗，宝宝盖着舒服，同时也耐用，最好选择这种材质的被褥。

3. 垫被选择要恰当。

宝宝床上垫的被子不能太硬，也不能太软，不然不利于宝宝全身肌肉的放松，且影响宝宝脊柱的发育。

4. 宝宝被褥常晾晒。

宝宝晚上难免尿床，很可能会浸渍床被。爸爸妈妈如果不及时清洁，就会沾染细菌，宝宝也就容易生病。被褥经常晾晒，有很好的杀菌效果。

5. 宝宝的床上最好装上蚊帐。

尤其是夏天的时候蚊子多，宝宝的皮肤娇嫩，被蚊虫叮咬后很容易长包发炎，爸爸妈妈一定要留心。

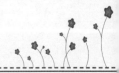

4 加强室内空气对流

春季天气潮湿，冷暖多变，呼吸道疾病盛行。加强室内空气对流，让室内污浊的空气排出去，室外新鲜的空气流进来，可以对空气中的微生物进行稀释和清除，这是一种最自然的、最经济、最简单的空气消毒方法。对于宝宝预防春季流行性和传染性疾病，减少该类疾病发病率有很大帮助。其他季节也是如此。

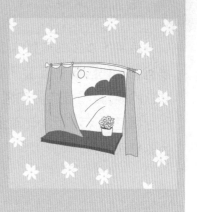

♡护理细节

1. 上午9：00～11：00或下午2：00～4：00为最佳开窗时间。

随着温度的升高，大气底层集聚的有害气体已经散尽，空气清新度高。开窗透气的时间应久一些，春季每天开窗2~3次，时间宜20~30分钟。当然，通风时间还应根据室内的温度和湿度进行适当的调整。

2. 避免在宝宝睡觉的时候开窗。

春日气候多变，乍暖乍寒，空气对流强的情况下通风透气，宝宝容易着凉。最好是在宝宝离开的时候充分通风，回家后尽快关小门窗，同时依据当地的气候情况做决定。

3. 不只是春季，四季都应该通风透气。

秋冬季节天气冷了，有些妈妈担心宝宝感冒，不怎么通风，这样是不好的，反而会让宝宝有胸闷的感觉，这种环境对宝宝的健康更为不利。

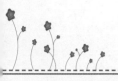

第二节　宝宝穿衣有讲究

5　宝宝春季穿衣细节

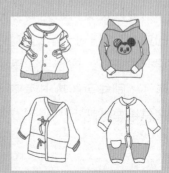

春天气候转暖，万物复苏，生命萌动，脱下了厚重的棉衣，小宝宝轻巧了许多。然而，春天气候变化无常，小宝宝又还很娇弱，经不起风吹草动，一不小心就可能感冒、咳嗽等，所以春天给宝宝穿衣服正是考验爸爸妈妈智慧的时候呢。

♡护理细节

1. 0～3个月的宝宝。

这个时候的宝宝没什么行动能力，每天大部分时间都在睡觉，给他们穿的衣服最好是柔软、舒适、方便穿、方便脱以及厚薄适中的开档裤。

2. 4～6个月的宝宝。

这个月份的小家伙会翻身了，睡眠更是比之前减少了。他们的小脚丫有时还会踹几下。应给小宝宝穿轻薄舒适的棉衣裤。

3. 7～9个月的宝宝。

小宝宝翻身已经相当灵活了，还能独坐，懂得匍匐前行和沿墙行走，醒着时会一刻不停地活动。这个阶段的宝宝最好穿舒适的棉衣裤。

4. 10～12个月的宝宝。

宝宝爬行动作更是迅速了许多，还能独立站着走几步了。这一阶段的宝宝不要穿得太臃肿，一件柔软舒适的运动式衣服外加保暖点的背心是很好的选择。

5. 1～3岁的宝宝。

这个阶段的宝宝逐渐地会跳会跑了，活动大了，流汗多，穿的太多不利于宝宝运动，而且容易使宝宝出汗，没及时更换就会着凉。这个时候的宝宝可以在棉质运动衣服加一件中等厚度的背心。

6 宝宝夏季穿衣细节

夏日炎炎，阳光刺目耀眼，大人们都换上清爽的夏装，可是对于年幼的小宝宝来说，穿什么好呢？穿得太少了，担心宝宝着凉；穿得太多，又怕宝宝热了，同样可能热出病来。那宝宝怎样穿才恰当？来总结总结吧！

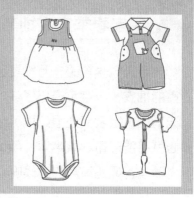

♡护理细节

1. 依据环境情况增减衣服。

总待在空调房的宝宝一定要注意，空调的温度最好控制在26℃～28℃，并且保持一定的温度不变，避免宝宝着凉。如果要抱宝宝外出，那么应该尽量给宝宝减衣服，免得室内外温差太大，宝宝出入时不适应，容易生病。

2. 勤给宝宝换衣服。

宝宝好动，而且汗腺分泌十分旺盛，非常容易汗湿衣服，若没有及时更换，便会引起感冒。不只衣服，宝宝的枕巾、被单等也要勤换，不然宝宝容易患皮肤病。

3. 选择适合的衣服。

爸爸妈妈习惯让宝宝穿得暖和，生怕着凉。其实，在夏季，可以为宝宝选择一些适合他们这个季节穿的衣服。宝宝可以穿舒适宽松的棉质短衣短裤，像男宝宝穿短袖或背心，女宝宝穿短袖连衣裙等。只要保证宝宝的衣服护住了胸部和腹部，宝宝一般不会着凉。

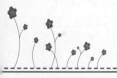

7 宝宝秋季穿衣细节

秋来了，天凉了。爸爸妈妈也忙着给宝宝添衣服了。但是，俗话说：春捂秋冻，不生杂病。这其中的"秋冻"，指的便是天气刚凉下来时，不要立即加衣服，稍微"冻一冻"，更有利于抵抗往后的严寒。这是有一定科学道理的。既然如此，秋季宝宝穿衣需要注意一些什么细节呢？

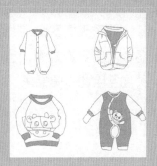

♡护理细节

1. 让宝宝对冷环境逐步适应。

从立秋到立冬之间属于秋季。刚步入秋季的时候，不要立即就给宝宝裹得严严实实，要逐渐地给宝宝添加衣服，让他（她）对天气变化有一个逐渐适应的过程。

2. 根据室内外温差的变化添加衣服。

秋季与夏季在室内外的相对温度上有很大的不同，夏天室内温度低，外部温度高，秋天则恰恰相反。室内外温差低于5℃时，不用急于添加棉衣棉裤，正好可以锻炼宝宝耐寒的能力；当温差大于7℃时，则应及时添加衣服了。

3. 观察宝宝，调整穿衣。

爸爸妈妈若发现宝宝气喘、面红、多汗、烦躁，说明温度过高，应为宝宝适当减少衣服；若宝宝脸色发白，流鼻涕、打寒战、手脚冰凉，则说明温度低，应迅速为宝宝添加衣服。

4. 依据宝宝体质为宝宝增减衣物。

体质较弱的宝宝不要实施"春捂秋冻"的理念，因为这类宝宝对气候变化比较敏感，免疫能力差，刻意地进行"秋冻"的锻炼容易感冒。

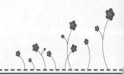

8 宝宝冬季穿衣细节

冬季天气寒冷，宝宝不注意保暖，容易感染风寒。同时，冬季宝宝穿衣方面，爸爸妈妈也应结合宝宝具体的情况，关注宝宝的冷暖需求，才能使宝宝健健康康地过冬。

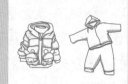

♡护理细节

1. 给宝宝穿上贴身的棉质内衣裤。

冬天来了，天气虽然寒冷，但是宝宝好动，在室内活动几下就可能汗流浃背。贴身的棉质内衣服，吸汗力强，而且阻挡了体热的散失，只要爸爸妈妈及时为给宝宝更换内衣服，宝宝一般不会着凉。

2. 选择儿童专用毛线编织宝宝毛衣。

宝宝的肌肤娇嫩，对服装的质地很有讲究。如今市面上有宝宝专用的毛线出售，想亲手编制宝宝毛衣的妈妈一定要挑选好毛线哦！

3. 宝宝穿衣要适度。

一到冬天，宝宝总是会被爸爸妈妈裹得严严实实的。其实，宝宝冬天并不是穿得越多越好。穿得太多了，宝宝稍微动一下就会出汗，衣服汗湿了，没及时更换反而容易感冒着凉。爸爸妈妈在考虑宝宝穿衣时，可以先探探他们的小手小脚，根据宝宝身体的冰凉度，适度的增减衣服。

4. 宝宝不要总用围巾或口罩护口。

围巾口罩多用羊毛或纤维制品制成，宝宝常常用此类物品护口，容易让围巾或口罩间的灰尘、细菌进入宝宝稚嫩的支气管中，同时，羊毛等吸入体内，对于过敏体质的宝宝，可能诱发哮喘症。此外，围巾口罩等容易堵住宝宝口鼻，还降低了宝宝对冷空气的适应能力和对伤风等疾病的抵抗能力。

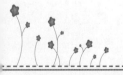

小贴士

❤宝宝衣服和被子的收藏

●真空袋

适合收藏物件：宝宝被子、羽绒服等。

特点：防潮、防霉、防蛀、防异味。

使用要点：将真空袋中空气挤压干净；衣服、被褥等一定要洗净后收藏。

●纸箱

适合收藏物件：棉被、棉衣、毛衣、呢大衣等。

特点：轻便、透气、廉价。

使用特点：容易潮，不要直接放在地面上。避免碰水，不要暴露在阳光直射处。

●收纳箱

适合收藏物件：被子、大衣等大件衣服。

特点：防潮、防热、防冻。

使用特点：避免接触水和阳光直射。

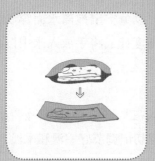
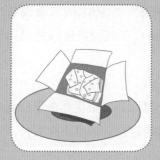
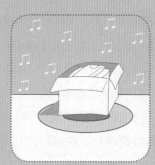

第三节 宝宝洗澡多留心

9 宝宝春季洗澡应防寒

寒冬刚过，春初气候还没完全转暖，在给宝宝洗澡这件事情上万不可大意，同样应该注意防风寒，以免宝宝感冒。

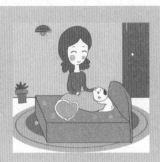

♡护理细节

1. 准备好洗澡的必需用品。

小毛巾、大浴巾、换洗衣服、婴儿沐浴露、爽身粉、脸盆及浴盆。衣服先烘热，宝宝穿上时便不会觉得很凉。

2. 调节好室温和水温。

一般情况下，室温控制在26℃～28℃最佳。新生宝宝则宜在28℃～30℃的情况下沐浴。若没有空调，则应配一个防水的取暖设备，以免宝宝抱离水面穿衣时着凉。此外，水温应控制在38℃左右，爸爸妈妈可用温度计或将手放入水中以感觉不烫为佳。

3. 洗澡速度要快。

宝宝洗澡最好喝完奶1小时以后，新生儿洗澡时间应在5～10分钟内，随着宝宝年龄的增长，洗澡时间可适当延长，但也不能太长，且切记调节好室温和水温。

4. 不要立马抱宝宝离开浴室。

宝宝洗澡完后，要用毛巾尽可能地将宝宝的头发和身子擦拭干净，然后用浴巾将宝宝包裹好，再打开浴室的门，稍微等上几分钟后，再把宝宝抱出来穿好衣服。与直接就将宝宝抱出来相比，这样做的好处是可让宝宝更好地适应内外温度的变化，预防感冒。

10 宝宝夏季洗澡很讲究

夏季到来，天气变得炎热，爸爸妈妈一天会给宝宝洗好几个澡。洗澡是宝宝日常生活的"大事"，夏季更是宝宝享受洗澡的最好时间。怎样给宝宝洗个舒舒服服的澡？夏季洗澡讲究也多着呢！

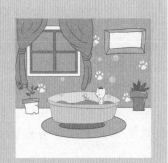

♡护理细节

1. 给哺乳期宝宝洗澡要轻柔。

哺乳期的宝宝皮肤很柔软，给宝宝洗澡时不能使劲擦，要轻柔地拭，轻柔地抹。先给小宝宝清洗臀部，用棉花球蘸润肤露轻轻擦拭小屁股周围、两腿间的褶皱和肛门，分开擦拭，不要重复使用。臀部擦拭完后，接着清洗眼、鼻、口、耳部分，同样使用棉花球擦拭。清洗耳部时，在宝宝耳孔处塞一干燥的棉花球，防治水进入，引起中耳炎。头部清洗不能碰触宝宝天灵盖，同样要轻柔，不要搔头皮。

2. 让 1～2 周岁的宝宝有好的沐浴习惯。

不同年龄段的宝宝，洗澡的程序大同小异。宝宝长得很快，1～2 周岁的宝宝已经可以相当灵活地戏水了。对于这个时候的宝宝，爸爸妈妈应该抓住机会培养宝宝洗澡不哭闹的好习惯。爸爸妈妈可以给宝宝一些小玩具，陪宝宝玩玩水；更有心的爸爸妈妈还可以把浴室布置一下，让它看起来像个游乐场哦。这样，宝宝定会爱上洗澡的。

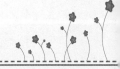

宝宝秋季洗澡更注意

秋天一到，炎炎夏日的燥热气息就一下子消散去了。秋高气爽，人舒服了很多。天气是凉爽了，对宝宝来说有好也有坏，特别是小宝宝洗澡一事，自然成了爸爸妈妈需要更加谨慎当心的一件事了。不过，爸爸妈妈也别太担心，给宝宝洗澡也不是那么一件如临大敌的事。来了解一下需要注意的事项吧！

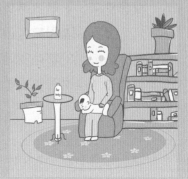

♡护理细节

1. 调控好浴室温度。

入秋温度降低，晚上的温度更是比夏季低了许多，宝宝洗澡的浴室内的温度应控制在30℃以上。但是，刚入秋，天气还不是太冷，浴室内可暂时不配置取暖设备，一来把热水器打开放一下热水，浴室温度便可升高一些；一来可以让宝宝更好地适应严寒的天气。

2. 调控好水的温度。

和春季洗澡一样，宝宝洗澡的水温应控制在38℃左右。爸爸妈妈可用手试探，以感到热但不烫为宜，当然也可以直接用温度计测量。宝宝浴盆中的水以没过宝宝肚脐且低于宝宝肩部为宜。

3. 选好宝宝的沐浴露。

秋季天气干燥，皮肤也很容易干燥，加之宝宝秋季衣服穿得多了，周围环境中的灰尘宝宝的肌肤也沾染得少了，不必要每天洗澡都用沐浴露，以免宝宝肌肤过分干燥，引起瘙痒。天气更冷一点了，宝宝洗澡后可以给宝宝擦一些护肤产品。

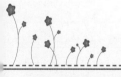

宝宝冬季洗澡重防冻

冬季天气冷，宝宝洗澡是最困难的事。洗澡过程中一不小心，宝宝着凉、感冒是常有的事。如何才能让宝宝洗一个暖暖和和又舒舒服服的澡呢？下面为各位爸爸妈妈提供了一个有效的洗澡流程，让您的宝宝冬季洗澡不再受冻哦。

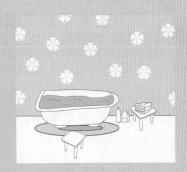

♡护理细节

(1) 将房间内空调调至 25℃，关闭门窗，找好宝宝要穿的内衣内裤，棉衣棉裤放在床上，内衣内裤最好放上面，最好事先将宝宝衣服烘热，以方便宝宝洗完澡后能迅速穿衣服。备好婴儿油、爽身粉等。

(2) 准备好宝宝洗澡需要的用品，如婴儿沐浴露、婴儿洗发露、毛巾、浴巾和小凳子，并将它们放入浴室内。

(3) 打开浴室的浴霸，通过浴霸给浴室增温，温度最好达到 27℃～29℃，好让宝宝洗澡时不会觉得冷。

(4) 开始放水。水温 38℃ 左右。水稍微多一点，漫过宝宝肚脐且低于宝宝肩部为宜。

(5) 先给宝宝洗头发。给宝宝洗头时，身子仍要保暖，洗头时不要脱掉内衣。头发洗后用毛巾包好，开始洗宝宝的身子。将宝宝放入水中，洗澡时间不要超过 10 分钟，若发现水温低了，要及时添加热水。

(6) 宝宝洗玩后，将浴巾摊开在腿上，然后把宝宝抱离水面，放在浴巾上，用浴巾将宝宝擦拭干净。

(7) 打开浴室门，将宝宝抱入房间。给宝宝抹上婴儿油、爽身粉等，然后穿上已经烘暖的内衣内裤等。穿衣时裸着的地方一定要用浴巾包着。

(8) 穿好衣服后为宝宝清洁好耳朵、鼻孔里的脏东西。

9. 全部弄好之后，给宝宝喝点温开水，并查看宝宝有没有哪里不适。

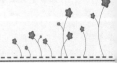

13 新生宝宝不宜洗澡的情况

宝宝是妈妈心头的宝贝，每位妈妈都希望自己的宝宝总是干干净净、清清爽爽的，所以，妈妈们几乎每天都想着给自己的宝宝洗澡澡。宝宝勤洗澡，保持干净整洁固然是重要的，但妈妈们一定不要忽略了，在以下情况下，宝宝是不宜洗澡的哦！

♡护理要点

1. 宝宝皮肤有损伤时不宜洗澡。

宝宝的皮肤如果烫伤、长疖、有脓疮时，最好不要洗澡，因为如果此时洗澡，容易使原来伤口的创伤面扩散，导致伤口难以痊愈。如果不得不洗，妈妈一定要加强好伤口处的保护。

2. 发热或刚退烧的宝宝不宜洗澡。

发热的宝宝如果洗澡，很可能打寒战，甚至惊厥。不合时宜的洗澡会使皮肤毛孔关闭，导致发烧更严重，而且在此情况下还会使全身毛细血管充血造成导致主要脏器供血不足。而退烧后的 48 小时内，宝宝的身体还很虚弱，此时洗澡，容易感染风寒，再次发热。

3. 宝宝喂奶后不要立即洗澡。

喂奶后 1 ～ 2 小时后洗澡为宜。如果喂奶后立即洗澡，表皮血管充血，使流入腹腔等器官的血液减少，影响宝宝的消化。更为明显的是，喂食后，马上洗澡容易引起吐奶。

4. 呕吐腹泻后不宜洗澡。

给宝宝洗澡也是大动作的事，呕吐腹泻的宝宝要被抱来抱去不说，脱穿衣服于他们也是折腾，只会让宝宝的病情加重。

5. 体重过轻的宝宝洗澡应慎重。

所谓体重过轻是指体重小于 2500 克的宝宝，多为早产儿。这类宝宝不成熟的发育情况导致身体温度调节的功能很差，所以给这类宝宝洗澡时要慎重。

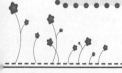

第四节 宝宝多锻炼更健康

14 带宝宝出游踏青

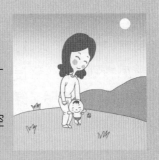

春季万物萌发，阳光和煦，是出游的好时候。想一想啊，爸爸妈妈带上可爱的小宝宝，来一次踏青之旅，看清山绿水，赏百花齐放，一家人呼吸着野外清新的空气，舒展身心，多么幸福的事啊！不过一次完美的踏青，还是要多注意保护好小宝宝的健康，留心每一个细节。

♡护理细节

1. 预防疾病。

春季空气中漂浮的花粉要比以往多一些，宝宝免疫力低，容易对花粉产生过敏。爸妈平时要给宝宝补充适量的维生素 D。此外，流行性感冒在春季盛行，宝宝出游时应多带一些厚衣服，并补充一些增强免疫力的食物。

2. 谨防食物中毒。

带宝宝出游难免在外就餐，宝宝肠胃还比较弱，外面的食品刺激性大，容易使宝宝腹泻，出游时爸爸妈妈最好给宝宝带一些习惯吃的食品，并注意保存。

3. 规避宝宝晕车。

和大人一样，宝宝也是会晕车的。外出踏青前，最好不要给宝宝吃油腻的食品，上车前半小时，可采用在宝宝肚脐上贴新鲜姜片或吃晕车药的方法防止宝宝晕车。

4. 避免宝宝活动时受伤。

出游时，到处充满生机，小宝宝定充满好奇，异常活跃，爸爸妈妈要时刻关注宝宝，免得宝宝出现摔倒碰伤等意外事故。

5. 保证宝宝规律的作息时间。

充分的睡眠对婴幼儿的生长发育是非常重要的，即便外出踏青，爸爸妈妈也要让宝宝规律地作息。

15 夏季，让宝宝学游泳

炎炎夏日，游泳是最好的运动，不仅清新凉爽，而且对宝宝的健康大有裨益。宝宝游泳后，吃得香，睡得好，营养吸收好，身高和体重增长快，睡眠香甜，醒后特别精神。坚持一段时间后和不游泳的同龄宝宝相比，前者明显健康活泼。但游泳过程中还是有很多细节需要爸爸妈妈们注意的。

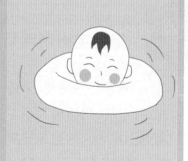

♡护理细节

1. 做好宝宝的安全防护措施。

宝宝小，自我保护意识不强，容易呛水。爸爸妈妈带宝宝游泳的时候最好给宝宝带上颈圈，避免发生溺水。同时，宝宝潜水的过程中要时刻观察宝宝的身体变化，出现嘴唇发紫等情况时要及时将宝宝抱出水面就医。

2. 控制好游泳的时间。

婴幼儿游泳时间不能过长，一般每次半小时为宜。可依据宝宝的身体情况，做恰当的调整。

3. 避免新生宝宝肚脐感染。

新生宝宝的肚脐脆弱，容易感染，宝宝游泳时应保持水质干净。

4. 保持水温恒定。

婴幼儿游泳的水温要比成年人稍微高一点，以37℃左右为宜。婴幼儿畏冷，水温太低宝宝身体会冰凉发抖，易着凉。

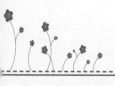

16 适合宝宝的秋季小运动

秋季到来，天气就变凉了。秋季宝宝抵抗力弱，容易感冒，爸爸妈妈不仅要增加宝宝营养来提高宝宝抵抗力，而且应让宝宝加强锻炼来增强体魄。每天和宝宝一起做些小运动不失为好的健身方法！

1. 0～6个月的宝宝：多听音乐。

可以让宝宝听一些悠扬轻缓的音乐，如轻缓的钢琴曲、华尔兹或古典音乐。妈妈将宝宝温柔地抱于怀中，随着音乐的节拍，轻轻地晃动着宝宝的身体，给予宝宝安详与宁静。妈妈只要注意保护好宝宝的颈部就好了。

2. 6～12个月的宝宝：爬行小健将。

天气好的时候，爸爸妈妈可带上一块垫布，找一块平时常去的草坪，铺上垫布，让宝宝练习爬行。妈妈先教宝宝屈膝跪着，撅起小屁股，再用手在宝宝腹部托一把，爸爸用手顶住宝宝的两只小脚丫，让他（她）有一个人向前的力可以向前爬起来。爸爸妈妈还可准备小玩具，在前面引逗小宝宝让宝宝爬得越来越快。

3. 1岁～2岁的宝宝：冷水擦脸操。

准备好一盆干净的冷水，妈妈双手蘸水，从宝宝嘴唇向上按摩至鼻根，至额头，再又从额头按摩至耳根，如此重复两次，手重新蘸一次水，每日早晚各按摩12次。该方法可预防宝宝感冒和提高宝宝肌肤对寒冷天气的抵抗力。

4. 2～3岁的宝宝：吹泡泡小游戏。

带上吹泡泡所需的工具，给宝宝找一个环境好又宽敞的地方，爸爸妈妈可以先给宝宝做示范，可以时常逗逗宝宝，让宝宝从吹泡泡中获得乐趣。此外，还可以和宝宝一起追泡泡，既让宝宝活动了身体，又让宝宝享受到了快乐。

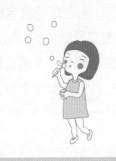

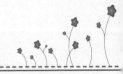

17 适合宝宝的冬季运动

冬季天气寒冷，宝宝们 被裹得严严实实的，爸爸妈妈都不怎么带宝宝出来了。其实宝宝整日闷在房间里也不是好事，偶尔也应该出来锻炼锻炼，这样对宝宝的身体更为有益。下面就有几项适合宝宝冬季的运动哦！

1. 打雪仗：适合 9 个月以上的宝宝玩。

冬日里的雪是最受欢迎的，总是带给人欢乐，对宝宝来说更是充满惊喜。先给宝宝最好防寒工作，然后找一个安全空旷的地方，把宝宝放在雪地上，任小家伙爬、滚、跑，爸爸妈妈可教宝宝滚雪球，妈妈可以和宝宝一起来对付爸爸哦。

●注意：别让雪落入宝宝衣服里，以防宝宝受凉。

2. 踢球：适合 2 岁以上的宝宝。

天气晴好的时候，带上小足球，找一块宽敞的空地。爸爸妈妈给宝宝做示范，将球踢到宝宝脚下，让宝宝以同样的方式踢出来。稍稍加速，锻炼宝宝的反应能力。

●注意：一定要找车辆人流少的地方，以免宝宝碰到。

3. 轮滑：3 岁以上的宝宝。

爸爸妈妈要挑选适合宝宝的滑冰鞋，一般情况下，宝宝 2 岁多就可以接触滑冰了。爸爸妈妈教宝宝之前自己要先掌握好要领，这样宝宝学起来要快一点。先扶宝宝原地练习，让他（她）找找感觉，掌握基本的要点后才能保持平衡，接着爸爸妈妈才可尝试着松开手。

●注意：膝让宝宝带上护膝、护肘、护腕。

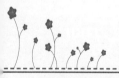

第五节　宝宝尿布的使用

18 尿布的材质和尺寸的选择

对于婴幼儿期的宝宝来说，尿布的选择是非常重要的。好的尿布不仅让宝宝感到舒适，而且能让宝宝睡得安稳。下面我们来说说如何挑选尿布吧！

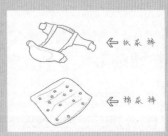

← 纸尿裤

← 棉尿裤

♡护理要点

1. 尿布分纸尿布和棉尿布。

纸尿布操作简单、吸水性好；棉尿布透气性好、经济环保。建议白天在家是尽量使用棉质尿布，晚上或是外出时可选用纸尿布。这样对宝宝健康有利，爸爸妈妈也能减轻负担。

2. 尿布选用以舒适健康为原则。

纸尿布的选择要认准质量，棉尿布最好采用旧棉布床单等做材料，切记深色掉色的布料，以免刺激宝宝皮肤。

3. 尿布尺寸要适当。

纸尿裤需根据宝宝身材的大小选择，它分小、中、大等型号，一般超市都有卖。纸尿布不宜过松，也不宜过紧，一般以宝宝穿上，腰部能放入一指为宜，纸尿布高度不要过脐。棉尿布可裁成 36 厘米×36 厘米，也可折两下做成 36 厘米×12 厘米的长方形。

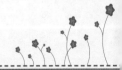

19 男女有别，换尿布方法不同

换尿布看似简单，实际上却并不那么简单。尤其对于男宝宝和女宝宝来说，因为他们的身体构造不同，所以换尿布的具体方式也有所不同。

♡护理细节

1. 给男宝宝换尿布。

（1）妈妈给男宝宝换尿布时可能一不小心就遭受了一次"意外事故"，刚一拿开尿布，小宝宝就玩起了"恶作剧"，将妈妈尿个正着。正确的方式应该是拿开尿布时稍停一会，确定宝宝不再"捣蛋"时再行事。

（2）先用尿布清理宝宝粪便，再取温水和毛巾擦拭干净小屁股。宝宝睾丸、大腿等的褶皱处一定要仔细擦洗，避免残留污垢对宝宝肌肤造成不利的影响。清洗擦净后换上干净一块的尿布

2. 给女宝宝换尿布。

（1）同男宝宝一样，撤下尿布后要用温水清洗。不同的是女性生殖器官特殊，阴道与肛门挨得很近，清洗阴部时应从前往后擦，这样可以预防肛门处的细菌进入阴道，引起细菌感染。

（2）清洗擦拭后再用毛巾擦拭一遍，然后为宝宝换上干净的尿布。

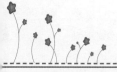

20 尿布洗涤技巧

宝宝皮肤娇嫩，棉尿布环保、透气，耐用，能很好地保证宝宝肌肤的干爽，广受妈妈欢迎。只是棉尿布用后要清洗，如何清洗才能让妈妈放心、让宝宝健康能呢？这里头是有学问的！

♡护理细节

(1) 先将宝宝需要清洗的尿布放入清水中漂洗，尽可能地将上面的粪便冲洗掉，便完成第一道程序。洗完后将脏水倒入厕所中。

(2) 将在冷水漂洗过的尿布浸入放有婴儿专用洗涤液的温水中，仔细地搓洗干净。洗涤液一定要是专用的，对宝宝的肌肤要没有刺激性。没有专门针对婴儿的洗衣液时，最好选择中性的洗衣液，或碱性小的香皂、洗衣皂。

(3) 加入热水将尿布彻底漂洗，并置于日光下晾晒消毒。

(4) 尿布变硬的话可以选择扔弃换新的尿布，或者采用柔顺剂，但用完后一定注意漂洗干净。

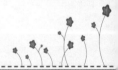

21 春季宝宝尿布使用注意要点

春季空气中花粉、细菌等比较多，容易感染各种疾病。就换尿布这件事上就大意不得，宝宝换尿布需要注意的事项也多，如果护理不好，尤其是新生宝宝，很容易患上臀红。为了预防相关疾病，我们来看一看春季应该如何给宝宝换尿布吧！

♡护理细节

1. 勤换尿布。

妈妈一定要经常查看宝宝的尿布，一发现"情况"，应马上更换。如果不及时更换，会使宝宝的小屁屁处于潮湿的环境中，不仅易生细菌，而且容易着凉。

2. 宝宝大便后要清洗。

大便后，妈妈需用温和的清水帮宝宝清洗臀部。擦洗后选用柔软的棉布轻轻沾干，宝宝皮肤娇嫩，切记使劲擦。

3. 宝宝尿布要选用透气性好、吸水性较强、柔软的棉质布巾。

其中透气、柔软最重要，不会使宝宝过分捂着而患臀红类疾病，还能让宝宝感到舒适。

4. 切记用塑料布垫在尿布外边。

一些妈妈担心宝宝晚上尿湿床，会在宝宝的尿布外垫一层塑料。塑料不透气，容易让宝宝觉得不舒服，而且一旦尿湿了，更是为宝宝健康埋下隐患。

5. 不要在尿布上放卫生纸。

有妈妈将卫生纸放在宝宝的尿布上，以免宝宝的大便粘在尿布上，增加洗尿布的难度。须不知卫生纸的摩擦力大，且容易破裂，更容易污染宝宝的私处，患臀红的概率也会增大。

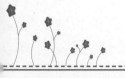

22 夏季宝宝尿布使用的禁忌

天气转热，宝宝最担心的便是宝宝有红屁股。红屁股又称尿布疹，主要为长时间潮湿、闷热引起。解决红屁股的关键是正确的使用尿布，尤其夏天，天气闷热，尿布的使用是有很多禁忌的。

♡护理细节

1. 尿布切忌过紧。

尿布裹得太紧了，透气性就会不好。婴幼儿皮肤稚嫩，宝宝活动时，大腿内部与尿布的摩擦增大，甚至可能擦破肌肤，引起皮肤感染。特别注意的是，尿布裹得太紧，女宝宝还很容易引发阴道炎和尿道炎。

2. 尿布切忌垫塑料布。

在前面文段中也有提到，塑料布的透气性不好，不易散热，夏季天气本就闷热，再垫上塑料布，更会使宝宝浑身不自在，更容易使宝宝有红屁股。

3. 尿布切忌过厚。

尿布厚了，问题还是透气性不佳，散热性不好。宝宝屁屁流汗多，湿闷，疾病多发。

4. 尿布切忌不干净。

即算是只占了一点便便或尿液的尿布也要重新换新的。有点妈妈图方便，却给了细菌滋生的机会。此外，尿布要仔细清洗，最好用专门的婴儿洗衣液或碱性很弱的香皂。

5. 最好不用尿不湿。

夏季用棉尿布才是最好的选择，透气性好，也容易干。尿不湿最大的缺点是它的表层大多有一层塑料，透气性不佳，易使宝宝患尿布炎。

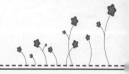

23 秋冬季节宝宝换尿布别着凉

每到秋冬季节，小宝宝就很容易得病，常见的有感冒、发烧、咳嗽等。所以天气转凉了，给宝宝换尿布都变让人担心起来，生怕不小心宝宝就着凉了。但宝宝换尿布的事总归还是在那的，如何给宝宝换尿布才能避免宝宝着凉呢？

♡护理细节

1. 充分做好准备工作。

尿布、换尿布的棉垫子、棉球或柔软的毛巾、湿巾，护臀膏，肥皂和清水以备换完尿布以后把手洗净，还要准备热水袋或暖手炉等取暖设备，所有这些都应一一准备齐全。

2. 有个温暖舒适的小环境。

宝宝换尿布没有特殊情况（如外出时），最好在房间里换尿布。室内调到适合的温度，宝宝的尿布烘热，妈妈的手用热水或热水袋焐热。这样，宝宝就不会觉得冷了。

3. 换尿布一定要迅速。

整个过程不要超过3分钟。

4. 冻屁股，提高宝宝抗寒的能力。

这一点与第二点看似有点矛盾，其实不然。对于年龄稍大一点的宝宝，让他们适当地经受寒冷的刺激也不是没有好处的。适当接受寒冷的锻炼，适应力温度的变化，小屁股更健康，反而不易着凉。

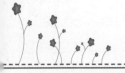

第六节 让宝宝拥有好的睡眠

24 养成良好的睡眠习惯

　　一个良好的睡眠习惯不仅能让宝宝更快地成长，而且能增强宝宝的体质，让宝宝有健康的身体。然而小宝宝并不总如我们所愿，他们常常晚上爱吵个不停，而白天较安静，把白天与晚上弄反了，爸爸妈妈被弄得憔悴不堪。怎样才能让宝宝分清楚白天与晚上，养成良好的睡眠习惯呢？

♡护理细节

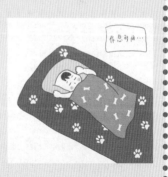

1. 给宝宝一个舒适的睡眠环境。

　　宝宝睡眠的室内温度最好在 26℃～27℃，室内不要摆放太多的玩具，以免分散宝宝精力，稍微放几个宝宝可以带着在床上玩的就可以了。重要的是让宝宝对睡觉房间的功能有正确的认识，能与玩乐的地方区分开来。

2. 培养宝宝规律的睡眠时间。

　　宝宝睡得太早时，适当延缓宝宝睡眠的时间，这样能让宝宝睡眠更持久。养成固定时间起床，每次起床喂宝宝喝牛奶的习惯。久而久之，宝宝就能养成好习惯。

3. 让睡眠成为一种快乐的仪式而不是争斗战场。

　　睡觉之前放一些轻音乐；可把沐浴时间选在睡觉之前；轻轻地为宝宝按摩，让他（她）放松心情。当宝宝要性子不睡觉的时候，爸爸妈妈应耐心地劝导，而不要蛮不讲理的责骂。若每天睡觉前相互"斗争"，会影响宝宝睡眠质量和破坏亲子关系。

5. 白天别让宝宝睡太久。

　　要让宝宝每天晚上按时睡觉，白天就不要让宝宝睡多了，应多带他（她）出去走，消解睡意，不然晚上宝宝精神好，会赖着不睡的。

25 宝宝睡眠不好的原因

宝宝睡不好，爸爸妈妈就会焦虑不安。那么到底是什么因素影响了宝宝的睡眠？只有找到了原因，才能对症下药。

♡原因分析

1. 生活习惯不好。

白天睡得太多、睡前过度兴奋、含着乳头睡等这些不良习惯影响宝宝的睡眠。若宝宝不能按时睡觉，或总是哭闹，爸妈要在宝宝哭闹的时候轻拍安抚他（她）。

2. 喂养方式不恰当。

爸妈担心宝宝没吃饱，睡前还给宝宝喂很多食物会造成宝宝睡眠时消化不良，睡不安稳。爸妈应在宝宝睡前2～3小时喂食粥等易消化的食品，睡觉前1小时，喂1次奶。宝宝稍大一点时，夜间可以不进食。

3. 睡眠环境不好。

宝宝一定要在安静环境下睡觉，不能太吵太闹。睡觉时不要穿太多衣服，不然宝宝太热，容易醒，容易闹，甚至可能生病。宝宝睡觉的地方更不要有蚊虫，尤其夏天，爸爸妈妈要做好防蚊工作。

4. 生理发育不成熟影响睡眠。

宝宝小，神经发育不成熟，会出现一些调节障碍，且一般在睡眠时出现。这种情况最好就医查明情况。

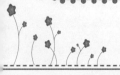

5. 其他原因。

夜间宝宝可能会被尿意会惊醒，尿排空了才能安然入睡；宝宝受到惊吓，责骂，心理受挫会表现在睡眠上。对于前者，爸爸妈妈每晚要及时把尿，至于后者，则平时多与宝宝亲近沟通。

26 宝宝睡觉用哪种姿势好

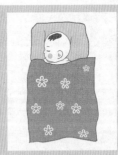

小宝宝睡觉时喜欢在床上翻来滚去，睡觉的姿势可谓五花八门。可是宝宝睡眠是不是也要讲究姿势呢？哪种姿势才最科学最有益于宝宝健康呢？下面我们就来谈谈宝宝的睡眠姿势吧！

♥宝宝睡眠姿势种类

1. 宝宝俯卧睡姿。

俯卧，即趴着睡。这种睡觉姿势与胎儿在母体中的姿势很相近。它的优点主要是对新生儿来说的，即保护后脑勺，不会使头部变形；有利于胸和肺的发育。缺点是胸腹散热不好，容易生湿疹；宝宝活动不便；容易流口水。

2. 宝宝仰睡睡姿。

仰睡就是宝宝脸部朝上睡觉。这一睡眠方式与俯卧恰好相反，它也是家长们习惯让宝宝睡的姿势。仰睡的优点是可以让宝宝睡觉时呼吸更顺畅；对内部脏器的压迫减小；有利于爸爸妈妈观察宝宝脸部表情，了解宝宝的睡眠状况。缺点就是宝宝容易溢奶，而且可能呛入到气管和肺里面，产生危险；同时婴幼儿头未定型，仰睡易睡成扁头，影响美观。

3. 宝宝侧睡睡姿。

侧睡就是侧向左边或者右边睡觉。这种姿势的好处是避免了宝宝溢奶、呛奶的危险；呼吸可保持顺畅；有助于消化；右侧睡可避免心脏受压。缺点是侧睡姿势容易导致脸两侧发育不对称；爸爸妈妈要经常协助宝宝转换姿势，以免宝宝长时间朝一个方向侧睡不舒服。宝宝的睡眠姿势也没有哪一个是绝对好的，建议 1 岁内的宝宝三种睡姿交替；宝宝病着或无人照看时选仰睡的姿势；爸爸妈妈在旁时，可让宝宝趴着睡。

27 认识宝宝睡眠的语言

宝宝睡眠的状态其实也隐含着宝宝是睡着还是醒着，是想睡了还是不想睡，爸爸妈妈根据对宝宝睡眠状态的观察，认识宝宝睡眠的语言，有助于帮助宝宝睡一个安稳的觉。

♡宝宝的几种睡眠状态

1. 安静的睡眠。

这种情况宝宝处于完全睡眠状态。他（她）呼吸均匀，面部表情放松，双眼闭合，全身没有活动，除了偶尔的惊跳和轻轻地动嘴，整体表现为安静。

2. 活动的睡眠。

这种情况下，宝宝双眼是闭合的，但偶尔会睁开一下。眼睑会颤动，且能感觉到眼球在眼睑下迅速地滑动。呼吸变得不平稳，全身会有一些小动作。脸部常出现皱眉、微笑等可爱的表情，有吸允或咀嚼的动作。这代表宝宝觉醒前的睡眠状态。

3. 瞌睡情况。

醒后或睡着前宝宝会有些小动作，如抓耳朵、揉眼睛等，宝宝的眼睛会半睁半闭的样子，眼睑会跳动，眼球可能上下翻动。眼神没有平常清明，有点呆滞，会微笑或撅嘴等。当出现这些情况的时候，不要立即去唤宝宝或者以为宝宝醒了要喂奶了，而要让宝宝自然地苏醒或安睡。宝宝想睡的时候，还可能以哭闹的方式告诉你他（她）想睡了，这时应轻轻地拍着他（她），哄着他（她）睡。

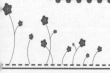

28 看宝宝睡姿，寻疾病信号

健康宝宝平时睡眠时是安静的、放松的、呼吸均匀的。宝宝一旦生病，睡眠状态也会发生很大的改变，宝宝会变成易哭闹、易惊醒、脉搏增快、脸红等睡觉不安稳的状态。爸爸妈妈一定要时刻关注宝宝睡眠时的变化，及时从这些情况中发现疾病的信号。

♡护理细节

状况1：

宝宝睡觉后不安稳，踢被子，撩衣服，且表现为手心足心发热、口渴、嘴唇和颧骨处发红。这是阴虚肺热导致，表明宝宝可能患上了呼吸系统方面的疾病，如感冒、肺炎等。爸爸妈妈要带宝宝及早就医，防治疾病。

状况2：

宝宝睡后不断折腾，翻来翻去，常有口臭、腹胀、口唇红、口干、便燥等症状。这是因为胃内有未消化的食物所致。爸爸妈妈应及时带宝宝上医院查明情况，以免患上胃肠道疾病。

状况3：

宝宝哭闹不停，摇头抓耳，有时伴有发烧现象。这时，爸爸妈妈要警惕宝宝中耳炎、湿疹等，尽快带宝宝去看看耳科。

状况4：

宝宝俯卧，屁股翘起，同时有烦闷、惊恐、口腔溃疡等症状。这种情况暗示宝宝所患的急性热病还没有痊愈，爸爸妈妈应继续加强治疗，以免复发。

状况5：

宝宝仰着睡眠时不停打鼾，张开口呼吸。这一信号可能提示爸爸妈妈宝宝扁桃体发生病变，出现了扁桃体相关的疾病，应及时治疗。

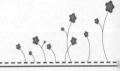

29 宝宝睡眠盖好被子的学问

小宝宝自身体温调节能力还比较差，有时睡觉还喜欢踢被子。爸爸妈妈要小心看护好宝宝，经常查看宝宝的被子是不是盖好了。不同季节给宝宝盖被子应注意的事项也有所不同，要多加留心。

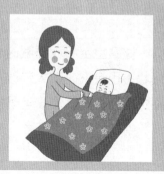

♡春秋季节

（1）春秋季节，室内温度 10℃～15℃时，爸爸妈妈要护好宝宝的手脚，盖被子时不要让宝宝的小手小脚露出来，把头伸出来就好了。

（2）如果温度身高了一些，到 18℃～25℃时，可以允许宝宝将手放在外头，但其他地方要注意盖好被子。

（3）春夏、夏秋之交遇见闷热的天气时，护好宝宝的胸口、腹部就好。

（4）春秋季节被子最好在 1～1.5 千克。

♡夏季

夏季的温度一般比较高。当温度达到 30℃以上时，天气虽然已经热了，但宝宝熟睡时还是要护好心口和腹部，不然容易感冒和腹泻。

♡冬季

冬季气温很低时，若室内没有暖气或空调，宝宝睡觉时要特别帮他（她）保暖。

（1）宝宝睡入被子中以后，爸爸妈妈要尽快为宝宝盖好被子，旁边可用一些衣服捂严实，脚部的被子向下折一下，冷风就进不去了。如果还不放心，可用镊子将宝宝被子的两边夹一下，只是不要夹太紧，那样宝宝会不舒服。

（2）冬季被子的重量最好在 2.5 千克左右。

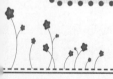

第七节 宝宝日常用品勤消毒

30 给宝宝的奶瓶消毒

奶瓶是宝宝日常生活之中几乎每天会用到的东西。奶瓶不仅使用寿命有限，像塑料 PC 奶瓶材料不是很稳定，6 个月左右就应跟换一次，而且奶瓶的用完后，即使清洗了也还可能沾染细菌和病毒，所以，奶瓶用完后一定要进行消毒。

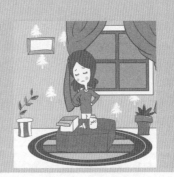

♡护理细节

1. 煮沸消毒法。

准备一个不锈钢煮锅用于奶瓶消毒。将需消毒奶瓶放入清水中煮沸 5 ～ 10 分钟，水稍凉后夹出，置于干净通风处倒扣沥干。

2. 淘米水消毒法。

淘米水中含有不少定粉，可以很好地吸附杂质。使用淘米水消毒时，先将淘米水倒入奶瓶中，然后用力摇晃奶瓶，如此重复几次，可以很好地清除奶瓶中残留的奶汁。

3. 蒸汽锅消毒法。

蒸汽锅在市面上有销售，使用方法可遵照说明书。使用前要将奶瓶各个部分清洗干净，然后一起放入蒸汽锅中消毒。消毒完后，同样是将奶瓶奶嘴置于通风处倒扣沥干。这种方法使用耐温性不强的材质，比如塑料制的奶嘴等。

4. 微波炉消毒法。

这种方法比较简单，首先将奶瓶清洗干净，然后装上一瓶清水放入微波炉中，关上微波炉的，打开电源，加热 10 分钟左右即可。奶头和盖子绝不能放入微波炉中，它们属于塑料制品，如此容易变形。

31 给宝宝的贴身衣物的消毒

宝宝抵抗力差，稍微接触不干净的东西，就可能被细菌感染，引起疾病。宝宝的贴身衣物是最大意不得的地方，时时注意为宝宝的贴身衣物消毒，才能让宝宝更加健康快乐地生活每一天。

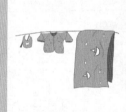

♥护理细节

1. 宝宝的毛巾，棉尿布可以采用煮沸的方法消毒。

先将毛巾或棉尿布清洗干净，等水煮沸后放入要消毒的物品，放入的东西不宜过多，如果较多，消毒时间应在 30 分钟以上。消毒的过程中稍稍搅拌，以加强水的对流，达到更好的消毒效果。消毒完后在阳光下晒干。

2. 宝宝的衣服、被褥等采用阳光消毒法。

室外阳光好的时候，将需要消毒的被褥、衣服放置在当阳的地方，借助阳光的照射进行消毒。

3. 换季衣服采用高温消毒法。

换季时，存放了一年的衣服不宜直接给宝宝穿，因为衣服放置时间过长，可能附有微生物，有霉味，宝宝穿着容易过敏。高温消毒也就是通过蒸、煮的方式达到消毒的方式，前面已有介绍，不辨赘述。

4. 不宜用消毒液消毒。

消毒液如果没清洗干净，对宝宝的刺激性很大，反而损害宝宝肌肤，所以最好不要用消毒液消毒。

5. 紫外线消毒防治细菌滋生。

紫外线一般用于空气消毒，可以减少空气中、水中等附着的细菌和病毒，减少了衣服等物品的污染。

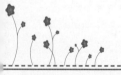

给宝宝的玩具消毒

宝宝的玩具常常这里放一下、那里放一下，不免沾染灰尘。有时宝宝又喜欢拿着玩具在那啃，如果不注意给宝宝的玩具消毒，宝宝很可能患上胃肠道疾病。

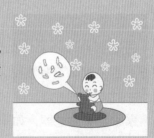

♡护理细节

1. 布制的玩具用肥皂水刷洗就可以了。

先把布制玩具在肥皂水中泡一泡，然后用刷子仔细刷洗，刷洗完后用清水洗干净，再晒干净。

2. 塑料玩具用肥皂水清洗。

也可加入漂白粉液、消毒液浸泡半小时左右。之后用清水洗净，洗完后用干净的毛巾擦拭干净。

3. 铁质的玩具可直接置于阳光下爆帅消毒。

时间大概 6 小时左右。

4. 木制玩具用肥皂水清洗，用清水清洗，然后同样可以放在太阳下晒干。

易掉色、不耐热的木质玩具不好清洗消毒，爸爸妈妈最好不要给宝宝买这类玩具。

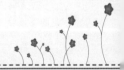

宝宝对外界环境还是很敏感，许多日常用品，宝宝都不宜接近。爸爸妈妈最好让宝宝远离这些物品，同时尽量避免一些东西的使用。

1. 电器和电热毯。

家中常见的电器，如电视、电脑电热毯等一般含有溴耐燃剂，溴是有毒的，若释放到空气中，被宝宝吸收了，会对宝宝的健康产生不利的影响。可选用热水袋取暖，放弃选择电热毯，同时卧室内不要放电视、电脑等。

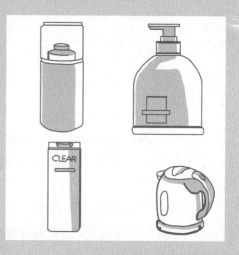

2. 洗手液。

洗手液中产生泡沫的那部分是一种表面活化剂，可使皮肤干燥，水分丢失。宝宝肌肤很嫩，一定要选择婴儿专用的洗手液，刺激性要小。

3. 化纤材质的床单。

化纤床单中可能含有甲醛。因为甲醛用于床上用品的作用有两个。一是甲醛分子在高温下与棉分子结合，可产生防皱效果；二是固色，甲醛加入纤维中可以防止床单掉色，保持床单的色泽。化纤床单会刺激宝宝的呼吸道，还可能产生皮肤瘙痒等炎症。

4. 成人去屑洗发水。

成人使用的洗发水常含有吡啶硫铜锌，该物质易引起皮肤过敏，对宝宝的肌肤来说更是容易受到感染，一定要给宝宝购买婴儿专用洗发水洗头。

5. 空气清新剂。

该产品中多含有苯酚，对眼睛会产生刺激，宝宝吸入后会呼吸困难，还会导致皮肤脱皮，引起麻疹。室内的清新方法最好是放几盆适合的植物，此外，柚子皮也有清新室内空气的功效。

第八节 母乳喂养与人工喂养

34 母乳喂养的好处

母乳喂养是最传统的喂养方式，也是医生最推荐的喂养方式。母乳喂养的好处有很多，母乳被称作是"白色血液"，含有丰富的营养物质，是其他喂养方式所不能比的。

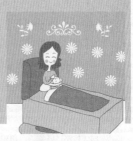

♡母乳喂养的好处

1. 母乳喂养有利于增强宝宝的免疫力。

母乳中含有丰富的营养物质，与其他乳制品相比，含有更大量的乳糖，还含有丰富的维生素，有利于抵抗外界病毒的入侵。如果妈妈身体允许，最好用母乳喂养，这对宝宝的健康成长大有好处。

2. 母乳喂养有助于宝宝消化。

在母乳中钙的含量上，母乳中的钙含量比牛乳中的低，钙磷比为 1：1 ～ 2：1，这一比例是很适合宝宝吸收的比例，这是其他乳制品所不具备的。

3. 母乳喂养有利于增进母子间的情感。

其实母乳喂养是母子间沟通交流的一种方式，通过吸吮妈妈的乳头，接受妈妈的爱抚，能让宝宝更有安全感，也能体会在母亲怀中的快乐。这对宝宝以后性格的形成有很大的影响。

注意：婴儿期的宝宝生长迅速，是奠定宝宝一生健康成长的宝贵时期，这时的宝宝对母乳的需求很多，妈妈应尽可能地选择母乳喂养，给予宝宝最好的营养。

母乳喂养的好处上文中已经提到了，选择母乳喂养的妈妈还需注意的哺乳要点还有不少，下面我们来谈一谈母乳喂养的关键之处。

♥护理细节

1. 夜间喂养要注意。

宝宝不仅白天要喂养乳汁，晚上同样也要喂的，不然小宝宝饿了，就会哭闹。夜间，妈妈的乳房会产生高于白天几十倍的泌乳素，泌乳素有益于乳汁的分泌和妈妈身体的恢复，如果宝宝吃不完，可以预先准备一个奶瓶储存着，等宝宝饿了，温一下就可以喝了。

2. 保持乳房的干净卫生。

妈妈产后要经常用热水清洗乳房，绝不能使用洗涤液、肥皂等刺激性大的用品，不然乳头干燥皲裂，不利于喂养宝宝。若发现乳头感染，应及时治疗，以免发生乳腺炎，影响宝宝健康。

3. 及早让宝宝吸允乳头。

妈妈分娩后应尽快给宝宝哺乳，一般一个小时之内就可以喂奶，让宝宝吸吮乳头，可以很好地刺激乳房分泌乳汁。平时一看到有饥饿的表现，就可马上喂奶。

4. 别让宝宝溢奶。

喂奶以后，如果不注意，宝宝很容易溢奶、吐奶。在此建议妈妈每次喂奶之后，就把宝宝直立抱起来，让宝宝的头靠在妈妈的肩上，妈妈用手轻轻拍宝宝的后背，使宝宝腹中的空气排出来，这样，宝宝溢奶就会得到缓解了。

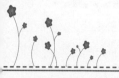

36 按需哺乳

按需哺乳就是根据宝宝的需要进行哺乳，也就是说宝宝要多少，就给多少。这种喂养方式是通过反复研究验证的最自然的哺乳方法。不仅被我国传统医学推崇，西方国家主流医学界对此也是认可的。

♡按需哺乳的益处

1. 能促进母乳的分泌。

按需哺乳必然会使宝宝频繁地吸吮妈妈的乳头，这对刺激妈妈乳汁的分泌大有好处。因为这些刺激产生的兴奋被传到大脑中枢神经系统，促进乳激素和排乳激素的分泌，能为宝宝提供更多的奶水。

2. 能预防肥胖。

按需哺乳根据宝宝的需要为宝宝提供乳汁，避免配方奶粉在定时喂养时，忽视个体差异，强迫宝宝摄入过多的营养，影响宝宝将来对食物摄入量的调节能力。研究表明，母乳喂养，按需哺乳的宝宝，未来肥胖的发生率低。

3. 能有利于消化。

按需哺乳表现在生长最迅速的宝宝身上就是少食多餐。新生宝宝的为容量很小，只30毫升，每次进食大概20毫升，宝宝吸收又快，1～2个小时就要喂1次。稍大一点，喂的次数要少一点，但相对来说还是很多。这种入食方式对宝宝消化是很有利的。

4. 能使妈妈及时排空乳房。

刚生完宝宝的时候，妈妈的乳房还没能根据宝宝的需要分泌相应的奶水，所以经常会胀奶。宝宝想吃就吃，几个月后，妈妈的乳房也就习惯了宝宝吃奶的方式，胀奶的情况也会有所缓解。

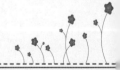

哪些情况不宜哺乳

母乳喂养能让宝宝更健康地成长，但是适不适合母乳喂养还要根据妈妈的健康情况来定。如果有下面一些情况，妈妈最好不要选择母乳喂养。

♡不适合母乳喂养的情况

1. 妈妈生病服药时不宜哺乳。

妈妈如果感冒了，不得不吃药，那么一定要等病好了，药停了再哺乳宝宝。注意服药期间每天按时将奶挤出来，不要喂给宝宝，乳汁中的药物会对宝宝产生不良影响。

2. 妈妈患有传染病时不能哺乳。

比如妈妈有肝炎、肺炎等传染性疾病时，如果进行母乳喂养，易传染给宝宝，该种情况不要哺乳。

3. 妈妈患有心脏病、糖尿病等疾病时，遵从医生的嘱托。

患有这类疾病的妈妈容易劳累，体力不支，病情太严重最好不要哺乳。能分娩的妈妈一般能哺乳，只是也要注意休息，补充营养。哺乳的时间也可以适度地缩短，这样不仅为宝宝补充了营养，而且有利于妈妈的健康。

4. 妈妈患有乳腺炎等疾病时不宜哺乳。

乳腺炎是指乳腺出现急性化脓感染的疾病。一般是由金黄色葡萄球菌感染导致的。哺乳期间都有可能发生，哺乳开始的时候最常见。这种情况哺乳易使妈妈病情恶化，还可能使宝宝受到感染。

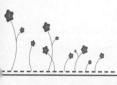

38 人工喂养注意事项

当妈妈患有一些疾病的情况下不宜哺乳，妈妈乳汁分泌过少也是不能满足宝宝的，或者有的妈妈工作太忙或其他一些情况不能进行哺乳的时候，我们就需要给宝宝喂养一些其他的乳类制品以取代母乳喂养，这种喂养方式就是人工喂养。人工喂养需要注意的要点如下。

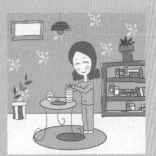

♡护理细节

1. 奶瓶奶嘴很重要。

宝宝的奶瓶不要随手放置，以免沾染细菌，要经常注意清洁和消毒，

2. 牛奶要适当稀释。

牛奶比母乳的蛋白质含量高、乳糖含量少，喂养新生宝宝时应将牛奶加水适当地稀释，不然引起宝宝消化不良，可添加一定的糖，搅拌均匀。

3. 留心牛奶的温度。

给宝宝喂食牛奶时首先要查看牛奶的温度，避免宝宝被烫到。牛奶的温度以滴到手腕内侧不觉得烫为好。

4. 喂奶量不用做严格限制。

每个宝宝每次摄入的奶存在差异，爸爸妈妈要根据宝宝的实际情况来为宝宝安排所需的奶量、此数和配奶的比例，这一过程需爸爸妈妈耐心的摸索哦！

小贴士

○ 配方奶粉的冲调方法

用自来水煮沸后，凉至约40℃，不宜使用纯净水或矿泉水冲奶粉。

冲调的奶粉量及水量需按指示冲泡，不能过浓或过稀。

泡好的奶粉常温存放不超过2小时。

冲调好的奶粉不能再次煮沸。

第九节 宝宝理发那点事

宝宝理发注意事项

天气热了的时候，妈妈总希望宝宝能理个发，清清爽爽的，也不长痱子。可是想让宝宝乖乖地去理一个发可不是什么容易的事。小宝宝一理发就嚎啕大哭也是常有的事。一次理发下来就像是一场战斗，别提有多劳神费力了。想给宝宝轻松理发，以下几点要注意。

♡护理细节

1. 理发工具要选对。

给宝宝理发用的推子应是儿童专用的，最好是静音的。声音太大宝宝会对理发产生排斥的情绪。儿童专用的理发工具网上可以购买。

2. 营造轻松平和的气氛。

宝宝理发一定要在平和的氛围中进行。爸爸妈妈陪在一旁也同样要保持轻松的心情，因为爸爸妈妈的情绪也会影响到宝宝。

3. 做好准备工作。

理发之前用香皂和清水将手清洗干净。理发用的推子应消毒，使用酒精棉进行消毒即可。

4. 操作过程要当心。

给宝宝理发动作要轻柔，不能想着要宝宝来配合你，而是要顺着宝宝的动作行动。理发过程中宝宝有大动作的抗拒、又哭又闹时，马上停止理发，以免伤到宝宝。理发过程中，爸爸妈妈可以逗着宝宝玩，分散他（她）的注意力。

5. 理发过程有先后。

仰面是宝宝比较舒服的一种姿势，可让宝宝先仰面躺在妈妈怀中，修剪宝宝的前额。然后让宝宝趴在爸爸或妈妈的手臂上，抱稳宝宝，便可以剃剃宝宝的后脑勺上的头发了。最后把宝宝抱直，剃中间的头发就好了。接近头皮时慢慢移动推子，不用剪得太短。剃发完成后用毛刷扫去碎发，再洗发，清理干净碎发就可以了。

40 给宝宝理发的小秘籍

1. 需要知道的理发常识。

宝宝理发时间最好在 3 ～ 5 分钟，最好不要超过 10 分钟。宝宝的头发不能剪得太短，像男宝宝，头发控制在 3 ～ 5 毫米是合适的，能有效防止头皮受到紫外线照射的伤害。

2. 浴缸中剪发也是不错的选择。

宝宝在浴缸中还能戏水，他（她）可能都注意不到你在帮他（她）剪头发。

3. 要让宝宝有正面的情绪。

爸爸妈妈不要一味地说"别紧张"、"别害怕"这样的话，因为这恰好暗示着宝宝理发是一件令人紧张害怕的事。最好在宝宝理发时多鼓励和夸奖宝宝，比如说"你真棒""真好看"的话。

4. 留意剪发过程中的细节。

在给宝宝剪耳后的头发时，最好两个大人配合着剪。一人扶宝宝的头，一人稍微护一下宝宝的耳朵，耳后的头发比较隐蔽，以防宝宝受伤；剪之前不能用清水直接打湿宝宝的头发，要用喷雾瓶喷在梳子上，用梳子滋润头发；剪完之后，清理好碎发，防治碎发掉入宝宝的眼睛中。

温馨提示

（1）新生宝宝头发软，宜于发理。

（2）给宝宝剃光头可能损伤头骨和神经系统。

（3）头部长痱子或湿疹时应及时理发。

（4）头上有污垢时清洗后再理发，以防感染。

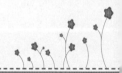

41 给宝宝剃光头要谨慎

我们经常会听到这样的说法：新生宝宝应剃光头，这样长出来头发才会又浓又密。其实，这种说法并没有什么科学依据，而且剃光头反而会给宝宝带来危害。

♡宝宝剃光头的危害

(1) 宝宝剃光头后头部皮肤没有头发保护，裸露在外，如果没做好防晒措施，很可能被晒伤。

(2) 宝宝的皮肤稚嫩，剃光头时剃刀很容易损伤头皮。宝宝的抵抗力又差，若有细菌趁虚而入很可能长出疖子、痱子等，甚至有可能引发败血症。

专家提醒

(1) 除非因头发浓密使得头皮受细菌真菌等感染可考虑剃光头外，最好不要随便剃光头。

(2) 宝宝头发的发质是由遗传因素、孕期营养等共同决定的，剃不剃光头对其并没什么影响。

(3) 平时，爸爸妈妈可以给宝宝多吃核桃、芝麻一类的食品，只有从根本上增强宝宝的体质，宝宝的头发才可能变得又黑又密。妈妈怀孕和哺乳时期多吃富含蛋白质和维生素的食品对宝宝发质的健康是很有利的。

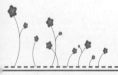

第十节 给宝宝剪指甲

42 为什么要经常给宝宝剪指甲

　　看着小宝宝可爱的小手在面前晃来晃去的，爸爸妈妈一定觉得很好玩、很可爱。可是仔细一看，小宝宝长长的指甲和指甲中落入的灰尘，又感到担心了。为了小宝宝的健康，爸爸妈妈也别忘了常常给宝宝剪指甲哦。为什么经常要给宝宝剪指甲呢？具体原因如下：

　　1. 新生宝宝新陈代谢迅速。

　　宝宝平时有总是喜欢不自觉地乱抓，如果不及时将宝宝的指甲剪掉，他（她）那无意识的乱抓很可能就会伤到自己，甚至留下长长的疤痕。而且指甲过长，宝宝玩的时候碰到硬物，还可能使指甲开裂发炎，那是就麻烦了。

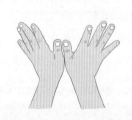

　　2. 指甲中的残留物对健康不利。

　　刚出生的宝宝虽然与外界接触不是很多，但环境中还是会有灰尘，残留在宝宝指甲中，很不卫生，而且等宝宝稍微大一点，能四处爬时，宝宝手上沾染灰尘污垢的情况会更多，指甲正是这些东西的藏身之处，不及时清理，对宝宝的健康很不利，可能导致宝宝腹泻。

　　说了这么多，常帮宝宝剪指甲的事可不要忘记了，宝宝的脚趾甲也是同样的道理哦！

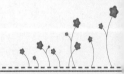

43 如何给宝宝剪指甲

宝宝的指甲是长得很快，给宝宝剪指甲的频率最好是1周1次。下面我们来看一下到底该怎样给宝宝剪指甲吧！

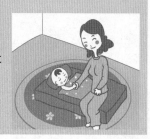

♥护理细节

1. 给宝宝剪指甲的时间可以选在宝宝睡着以后。

因为宝宝醒着的时候喜欢动来动去，剪的时候容易受伤。宝宝睡觉的时候特别的安静，他们不会乱动，基本上是"任人摆布"啦！

2. 给宝宝准备的剪指甲的工具应该小巧。

相对于宝宝的小手，剪指甲工具太大了，有些地方就剪不到了。更大的问题是，剪刀太大，剪的时候不好掌握力度，还可能弄伤宝宝的手指。可以到药店购买手术用的小剪刀，如果觉得太麻烦，选用小巧的指甲剪也可以，不过只宝宝专用哦！

3. 给宝宝剪指甲时最好剪成圆形。

剪完后要用手感觉一下平不平滑，如果不光滑就要用指甲剪上的小锉锉平滑。这样，宝宝乱抓乱动的时候就不会伤到自己了。

4. 剪完后要给宝宝好好地洗手，然后用毛巾擦洗干净。

宝宝刚剪完指甲，指甲缝隙中裁留的灰尘并没有完全去掉，宝宝吸吮手指的时候容易吸入细菌。

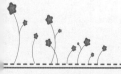

第十一节　关于宝宝断奶

44　宝宝顺利断奶的要点

宝宝断奶是所有哺乳妈妈必须面对的事情。断奶对宝宝来说也是很重要的阶段，断奶进行的顺利与否关系着宝宝的是否能健康地成长。断奶过程中若没有注意到宝宝营养的跟进，可能造成宝宝营养不良；如果断奶太晚，宝宝的恋母情绪会很重，不利于宝宝将来性格的发展。妈妈们在给宝宝断奶时一定要注意技巧，抓住要点。

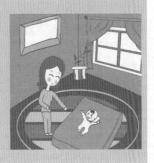

♡护理细节

1. 当宝宝 10 ～ 12 个月时，妈妈可以尝试着让宝宝断奶了。

这个时候，宝宝已经长出了几颗牙齿，辅食的摄入增多了，胃中的消化酶也有所增加，肠道的消化能力也比之前增强了很多，是宝宝断奶的好时期。

2. 断奶时间最好选在春末或秋初。

夏季天气太炎热，宝宝断奶，本来就很难适应这种突然的改变，若大哭大闹容易消化不良，甚至腹泻。冬季天气太冷且干燥，容易造成宝宝睡眠不好，还可能引起上呼吸道感染。

3. 妈妈应根据月龄为宝宝添加适当的辅食。

妈妈从宝宝 4 个月起就要开始行动，只有根据月龄不断给宝宝喂一些辅食，到断奶的时候，宝宝才不会过度依赖母乳，断奶的过程也会相对简单很多。

4. 宝宝生病或刚病愈时适当缓一缓。

宝宝生病了或刚刚康复，身体比较虚弱。本来就食欲不正，如果还给宝宝断奶，那宝宝的进食就会更加少，不利于宝宝彻底康复。

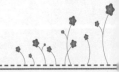

45 断奶中会遇到的一些问题

宝宝断奶对他们来说是很大的挑战，妈妈一定要做好充分的准备，了解宝宝断奶中可能遇见的问题，预先想好解决的办法。只有面面俱到了，才能保证将宝宝断奶进行到底，让宝宝更加健康地成长。

♡问题

1. 不吃母乳以外的其他食物。

这种情况一般是宝宝辅食添加的时间比较晚，量不够，对母乳产生了严重的依赖。这是非常不利于断奶的情况，因为宝宝进食少，会带来一系列问题，甚至营养不良。最尽快让宝宝习惯辅食，适当延迟断奶时间。

2. 宝宝挑食，营养不均衡。

宝宝断奶后可能只吃粥而不吃鱼肉汤等，这样就容易缺铁；有的宝宝只吃放糖的粥，别的都不吃，这就导致蛋白质严重缺乏，宝宝就会长得不结实，容易生病。

3. 易产生断乳焦虑。

给宝宝断乳需要宝宝突然离开妈妈的母乳，宝宝一时会很不习惯、很不适应。妈妈一走近，宝宝很容易焦虑、哭泣，到处寻找妈妈。宝宝情绪总是处于低落的状态，对宝宝身心发展都是不利的。

4. 妈妈不忍心，半途而废。

断奶时，宝宝哭闹，到处找妈妈是很正常。但是有的妈妈看到宝宝总是哭闹，又不进食，特别心疼，会忍不住继续给宝宝喂母乳。如此反复，宝宝断奶是很难做到的。这种情况，妈妈一定要尽量的忍一忍。

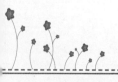

第十二节　宝宝便便的烦恼

46 **吃奶粉为何大便干燥**

吃奶粉的宝宝容易出现大便干燥的情况。大便干燥说明宝宝的消化不好，奶粉为什么会影响到宝宝的消化呢？原因如下：

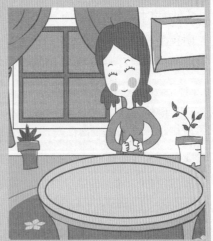

1. 宝宝平时吃的配方奶粉平均 80% 是以牛奶为主要物质配置的。

牛奶的蛋白分子远不如母乳的蛋白分子好消化。

2. 配方奶粉的配方不合理。

配方奶粉的乳清蛋白中乳球蛋白高是造成宝宝大便干燥的原因之一。其次，配方奶粉中酪蛋白的比例比母乳中的高得多，酪蛋白比例过大容易引起消化困难。

3. 补铁过多。

爸爸妈妈给宝宝补铁过多也会引起大便干燥。因为铁会与肠内硫化氢反应生成硫化铁，减弱了肠道的蠕动，又因硫化铁对肠道的收敛作用，使得宝宝消化不良，引发便秘。

4. 错误的补钙方式。

爸爸妈妈担心宝宝不愿吃钙剂，经常放到牛奶、米汤或稀粥里一同喂给宝宝。却不知，食物中的植酸影响了钙在肠道吸收，且钙在脂肪过多时易形成了皂钙。不但导致体内钙的吸收下降，而且影响肠道的消化能力。

从宝宝便便的次数、质地、颜色中，爸爸妈妈只要仔细观察，也是能看到隐藏其中的健康问题的。下面我们也来寻寻从宝宝便便看健康的门道吧！

1. 从次数看宝宝健康。

每个宝宝的消化能力有所不同，有的消化能力强一点，有的消化能力差一点，是正常的现象。对于宝宝，1 天排 1～2 次便便或者 1～3 天排 1 次便，只要宝宝大便时间不太长，一般不超过半小时，排便时不哭不闹不痛苦，就是正常的，表明宝宝消化良好。反之，若宝宝长时间没有大便，或总是便秘等，则说明宝宝肠胃方面出现了一些问题，妈妈应回想思考一下，是不是没及时给宝宝补水等。

2. 从质地看宝宝健康。

健康宝宝大便松软适度，不干结，不稀拉，尽管会因摄入食物不同而有所差异，但均体现为稠度均匀。对于存在健康问题的宝宝，一般会排除水分多、较稀的便便，这种情况下，宝宝可能着凉了，引发了腹泻。还有就是，宝宝的便便可能很干燥，显得很硬，这一般是宝宝缺水等引起了便秘。妈妈要及时调理好宝宝的健康状况。

3. 从颜色看宝宝健康。

正常情况下，仅母乳喂养的前几个月里，宝宝的便便是金黄色的，从第 4 个月添加辅食开始，宝宝的便便便会与所食的食物颜色有密切的关系。当宝宝的便便出现绿色稀便时，这可能是饥饿所致，及时增加营养即可，若出现灰白色，妈妈就要当心了，可能是胆道梗或者肝炎等，应及时就医。宝宝的便便还有可能出现黑色、红色或者淡黄色稀液，爸爸妈妈都应警惕，及时带宝宝去医院检查。

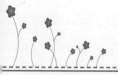

0 ～ 12 个月宝宝健康便便对照表

		次数	颜色	气味	质地
添加辅食前（0 ～ 4 个月）	母乳喂养	新生儿 6 ～ 7 次 / 天，甚至 10 次 / 天；1 个月后 3 ～ 5 次 / 天	金黄色，黄色，棕色	无臭；甚至可能有酸甜气味	新生儿便便较稀，成糊状，水分足；2 ～ 3 月后，变软、变硬且不干结
	人工喂养	新生儿 2 ～ 3 次 / 天或 1 ～ 3 天 / 次	淡黄色或绿色	无臭	比母乳喂养下干燥，基本成行，质地较硬。
添加辅食后（4 个月以后　　）	母乳喂养	1 ～ 2 天 / 次，3 天内 1 次属正常	与辅食密切相关	添食碳水化合物后会有酵臭；7 ～ 8 个月添荤后有臭味。	逐渐成形
	人工喂养	1 ～ 2 天 / 次，3 天内 1 次属正常	与辅食密切相关	添食碳水化合物后会有酵臭；7 ～ 8 个月添荤后有臭味。	成形

48 为什么一到夏天就拉肚子

一到夏天，宝宝发生腹泻的情况就特别地多，宝宝肚子不舒服，容易哭闹，爸爸妈妈也很不舒服。为什么宝宝一到夏天就那么容易出现腹泻呢？宝宝出现腹泻时，爸爸妈妈应该怎么做呢？

♡护理细节

1. 进食不洁食品是宝宝腹泻的主要原因之一。

病从口入，宝宝进食不洁食品时容易将致病病菌带入体内，如致病的大肠杆菌和痢疾杆菌等，这类病菌进入宝宝体内后会侵袭小肠或结肠粘膜细胞，损伤肠道，引发腹泻。这种情况时，爸爸妈妈最好及时带宝宝就医，宝宝腹泻停止后，注意休息，进食容易消化的食品，不宜立即停止服药。

2. 吃食冷饮或着凉引起的腹泻。

夏天天气太热，宝宝自然也喜欢上了冷饮，但宝宝肠道还很稚嫩，吃食冷饮过多对宝宝肠道很不利，容易造成消化功能混乱，引起消化不良。同样，宝宝睡觉的时候会因为一点点热踢被子，妈妈若没及时照看好，宝宝很可能着凉，一样会影响宝宝的消化能力。爸爸妈妈夏天一定要护好宝宝的胸口和腹部。

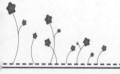

49 妈妈饮食影响宝宝便便

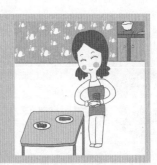

进行母乳喂养的妈妈绝不能忽视了自身饮食对宝宝的影响，为了宝宝的健康，妈妈们一定要有健康的饮食习惯，有所禁忌。

♡ 细节支招

1. 豆制品不宜饮食过多。

豆制品饮食过多容易引起腹胀，腹胀时妈妈会排气过多，这也间接导致了宝宝的排气。宝宝肠胃接受不了太多的豆制品，表现在大便上就是大便过稀，呈黄水样。妈妈最好不要吃太多的豆制品。

2. 多吃下奶食品。

妈妈奶水不足，宝宝就会吃不饱，宝宝吃不饱时，大便会成绿色。所以，当宝宝便便出现绿色时，妈妈应该反思自己的营养是不是没有跟上，尤其是有没有多吃下奶的食品。如果没有，妈妈要马上调整饮食，以免造成宝宝营养不足，对宝宝健康有损。

3. 不要吃过敏性食品。

宝宝出现腹泻时，妈妈应回想一下自己是不是最近吃过敏性食品。因为妈妈吃了过敏性食品，如寒冷的食品，宝宝的反应会非常的敏感，很容易造成宝宝肠道蠕动不良，引起腹泻。

4. 慎食甜食。

宝宝便便出现重酸味且泡沫多时，很可能是妈妈吃的甜食过多了。妈妈吃食的甜食通过乳汁进入到宝宝体内，在宝宝的肠道内发酵产生气泡，不利于宝宝体内食物的消化。为了宝宝的健康，妈妈还是适当控制一下自己的饮食吧!

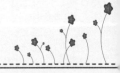

第十三节　给宝宝按摩

50　宝宝按摩好处多

按摩不仅能帮助成年人缓解疲劳，舒缓身子，对幼小的宝宝来说也同样有许多好处。有研究表明，每天坚持为某一早产儿按摩几分钟，她的体重要比一般的早产儿增加 47%。可见，按摩至少有增加体重的功效。不只如此，按摩的作用还有好多呢！

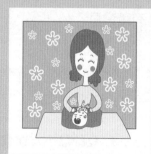

♡按摩的好处

1. 可以增加体重。

刚刚已经提到了体重增加的实例。其实，按摩能增加体重主要是因为按摩能使宝宝产生更多的荷尔蒙和胰岛素，促进了宝宝体内食物的吸收。

2. 可以舒缓情绪。

按摩可以减少体内某些引起压力的激素的产生，能使宝宝全身都放松下来。同时，妈妈可以通过按摩拥抱和抚摸宝宝，给予宝宝更多的安全感，使宝宝的情绪变得平和。

3. 可以减轻疼痛。

宝宝大声哭泣，情绪紧张的时候，呼吸和心跳都会加快，胸腔和腹部都会有点疼痛。如果妈妈能为宝宝轻轻按摩胸部和腹部，就能让宝宝安静下来，舒缓呼吸，去除气胀等。

4. 有利于宝宝睡眠。

经常接受按摩的宝宝，情绪波动要小一些，比一般宝宝要安静些，不会那么喜欢哭闹。宝宝平稳的情绪变化直接决定了宝宝有好的睡眠质量。

51 按摩时该准备些什么

决定给宝宝按摩的妈妈们有些不知所措了，按摩对宝宝是很不错的选择，那给宝宝按摩前应该准备些什么呢？妈妈们不要着急，下面我们就来说一说给宝宝按摩需要准备的东西。

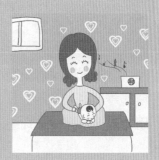

♡ 准备工作

1. 为宝宝调节适宜的室温。

室内的温度控制在 25℃ ～ 28℃。给宝宝按摩不可能穿很多衣服，如果天气不太好，室内温度会很低就容易造成宝宝感冒。妈妈给宝宝按摩时一定先要调控好温度。

2. 为宝宝选择合适的地方按摩。

给宝宝按摩可以在床上，也可以在桌上，还可以在地板上。如果实在桌子上，宝宝应调节好桌子的高度，以免妈妈按摩之后全身酸痛。同时，无论在哪按摩。都还应在上面垫一块柔软的毛巾，让宝宝感到舒适，毛巾下面再垫一块防水垫，以防宝宝尿尿或便便。

3. 为宝宝营造好的按摩氛围。

按摩时的光线不要太明亮刺眼了，容易让宝宝难以平和下来。妈妈最好使用柔和的床头灯或室内比较柔和的光亮射。观察宝宝的神情，如果宝宝感到舒服，按摩时间可适当延长一点；如果不舒服，应立即停止。按摩的房间里可以放一点音乐，按摩时也可以与宝宝有互动，让宝宝感觉既舒服又开心。

小贴士

♡给宝宝按摩的注意事项

(1) 新生儿脐带未脱，最好不要腹部按摩。

(2) 按摩前，可双手抹上婴儿油或乳液以减少摩擦。

(3) 按摩力度适中，不过轻过重。

(4) 两餐之间、洗澡后、午睡或晚上睡前为最佳按摩时间。

给宝宝按摩最好先从脸部开始，然后进行四肢的按摩，最后分胸部、腹部、背部等按摩到全身，使宝宝感到舒爽。每一部分的按摩都有其动作要领以及作用功效，下面一一介绍。

♡各部位的按摩

1. 脸部按摩——舒缓心境，放松心情。

动作要领：妈妈先取适量的婴儿油或者乳液放于手心，双手搓热后用拇指从额头中心处向两侧推压，推压线路呈微笑状。然后分别在人中、眼角、下巴等处重复以上动作。

2. 四肢按摩——增强灵活，协调动作。

动作要领：将宝宝的手指打开，用1根手指按摩宝宝的掌心。如果宝宝太小只要宝宝进行手掌的打开闭合就好。胳膊与腿部的按摩方式大体相同。以腿部为例，沿宝宝左腿向下抚摸，然后轻柔平稳地滑回大腿，接着用双手从宝宝大腿部捏到脚胳膊的按摩方式一样。脚的按摩，先用大拇指以外的四指抚摸宝宝脚踝，然后托住脚跟用大拇指抚摸脚底，接着四指聚拢于宝宝脚尖，用拇指指肚按摩脚背，最后用四指指肚由脚跟向脚趾方向按摩脚底。

3. 胸部按摩——使呼吸系统顺畅。

妈妈把双手放在宝宝的胸部中央，沿肋骨的轮过向两侧推压，划一个心形之后又回到中间开始的地方，重复以上动作。

4. 腹部按摩——助排气，缓便秘。

妈妈用自己手掌的外侧轻轻抚摸宝宝的腹部，两手交叉抚摸，像摇浆一般。

5. 背部按摩——减少压力，增强免疫。

以宝宝脊椎为中线，妈妈双手在两侧，朝相反方向，在臀部和背部上方来回反复运动。

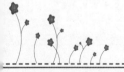

第十四节　宝宝外伤的护理

53　宝宝常见的外伤

小宝宝对周围的事物是最好奇的，他们就像是探险家，喜欢这里瞧瞧，那里看看。可是，小宝宝对危险的事情并没有多少分辨能力。刚刚学步的小宝宝会飞快地跑去追一个漂亮的气球，但一不小心就会摔一跤。爸爸妈妈虽然会留心照看宝宝，但还是难免出现意外，所以了解一些意外伤害的相关知识是必要的。

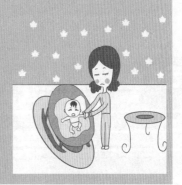

♡常见的意外

1. 撞伤。

宝宝稍微大一点之后，会到处乱跑，家里很多地方很容易让宝宝撞到，比如桌子角、凳子等等。如果宝宝撞到了四肢，爸爸妈妈先要检查宝宝的伤口，看活动能力有没有受影响；如果撞到了头，爸爸妈妈要观察宝宝的表情，或有无呕吐。若有淤青应在前24小时冷敷数次，每次敷10分钟左右，止血；24小时后用热敷，连续3天，每天3次，每次12分钟左右，以消肿排血。

2. 刮伤和擦伤。

宝宝活动的时候，跑跑跳跳，还很容易刮伤和擦伤。刮伤或擦伤一般都是比较只是皮肤表面的伤，不会伤的很深，一般采用简单的伤口处理就可以了。

3. 烫伤。

如果宝宝真的烫到了，也要及时处理好宝宝的伤口。宝宝一旦烫伤，烫伤的地方就会红肿，甚至起泡。烫伤之处不用清洁止血，可采用冷水冲洗的方法，减轻宝宝痛苦。若出现水泡，不要去弄破，伤口可以自行吸收；若破裂了，也不要着急，用生理盐水清洗，擦上治烫伤的膏药就可以了。爸妈照顾得当可以让宝宝免留伤疤。

4. 咬伤。

宝宝们都喜欢小动物，喜欢和各种小动物玩，但与小动物玩乐的过程中可能会被意外地咬到。被动物咬伤的伤口很脏，容易沾染细菌，如果出现流血等较严重的情况，爸爸妈妈最好马上带宝宝去打狂犬育苗，以免发生不必要的伤害。

54 一般伤口的处理步骤

爸爸妈妈可以在家里准备一个小型急救箱，以帮助处理宝宝的一般意外伤口，处理的步骤如下：

1. 清洁伤口。

像擦伤、刮伤、咬伤这一类的伤口会很脏，爸爸妈妈在处理伤口时一定要注意清洁伤口，当然，对于烫伤、撞伤这类伤口就不用进行清洁了。清洁时，爸爸妈妈需用生理盐水或煮过的温开水进行消毒。

2. 伤口止血。

用洁净的纱布按住伤口 10 分钟左右，一般就能止住血；若这样仍血流不止，而且随心跳的频率喷射出来，则为动脉出血，应该立即送往医院止血。

3. 伤口消毒。

止血成功之后，便应该对伤口进行全面的消毒。常用于消毒的消毒水有紫药水、双氧水、肥皂水、食盐水、硼酸、碘类药剂等等。紫药水、硼酸和双氧水的刺激性比较大，婴幼儿最好不要使用。肥皂水有中和止痒的功效，被动物咬后或蚊虫叮咬后使用有效。食盐水本身无消毒作用。食盐水清洗后还需涂上 75% 的酒精或 2% 的碘酒。最适合宝宝的是碘类药剂，像碘甘油还能减轻宝宝疼痛感。

4. 包扎伤口。

干净的伤口，如撞伤、烫伤留下的伤口可以不用包扎。伤得比较严重的伤口最好去医院包扎。

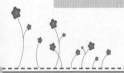

知识窗

伤口愈合的四个阶段

(1) 发炎期。宝宝因各种意外伤引起出血、坏死的情况，会经历一个发炎期，一般表现为红肿热痛。

(2) 增生期。伤口附近皮肤、血管形成大量微小的血管，显红色。

(3) 形成期。干净且缝合的伤口24～48小时便完成表皮的形成，开放的伤口则7～10天。

(4) 重组期。伤后2~3周，局部组织重组，变坚固，外观趋常态。6个月后组织稳定，疤痕变软。

55 爸爸妈妈需知道的几个宝宝急救知识

前面我们提到的还只是宝宝可能遇到的一些意外的小伤，但宝宝的生命是很脆弱的，还有一些紧急的事故需要爸爸妈妈及时反应。

1. 宝宝烧伤了怎么办？

宝宝遇到火灾等意外事故时，要迅速将宝宝身上的火苗扑灭，将伤口浸入到冷水中，减轻痛苦。将衣服脱掉或者剪开；若伤口和衣服粘一起，不用触碰，等到医院在做处理。当宝宝受伤面积太大时，用干净的布或保鲜膜覆盖住伤口，立即送医院。

2. 宝宝触电了怎么办？

如果宝宝不小心触电了，爸爸妈妈的第一反应应该是断开电源，切忌急着去碰触宝宝，这样更加危险。如果不能确定开关在哪，或距离太远，可站在一绝缘物体上将电源拉开或者找一绝缘木棍，将电源挑开。若宝宝失去直觉，则检查宝宝呼吸，只要有呼吸就有希望，切忌随意挪动宝宝。

3. 宝宝食物中毒怎么办？

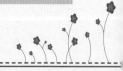

宝宝误食了有毒的食物就会发生食物中毒。宝宝食物中毒时，马上叫救护车。同时，迅速清除未吸进的食物，脱离有毒现场，想办法催吐。对于几种中毒情况，有一些日常的处理办法。强酸中毒可用肥皂水和石灰水上清液中和，强碱中毒可用1%的醋酸或果子醋中和，金属中毒可以用豆浆、牛奶等处理。

4. 宝宝流鼻血了怎么办？

爸爸妈妈发现宝宝留鼻血首先让宝宝坐在椅子上，头稍微前倾，用卫生棉球堵住宝宝的鼻孔，同时用手按住宝宝鼻子两侧。再用冰块冷敷，加快止血，若还是无法止血，立即送医院。

5. 宝宝呛到了怎么办？

宝宝吃东西吃得太急，或者突然咳嗽、被呛到后爸爸妈妈应首先查看宝宝口内有没有东西，如果还在没吞下，应想办法让宝宝吐出来。1岁以下的宝宝让他（她）趴在自己的手上，然后妈妈轻轻怕宝宝的背部；对于稍大的宝宝，可将拳头放于他（她）的腹部与肋骨之间，向内用力。若还不出来，多拍打几下宝宝的背部。

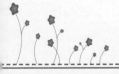

第十五节　宝宝的鞋

56　选购宝宝的鞋

给宝宝选鞋时首先要考虑到宝宝脚的特征。宝宝的小脚正处于生长期，鞋子没选好，会影响到宝宝脚的健康生长，对宝宝的一生都会产生影响。宝宝生长的不同时期，宝宝的所需要的鞋也不一样。所以，宝宝的鞋——很重要！

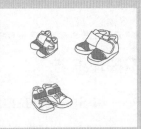

1. 适合 0 ～ 14 个月宝宝的鞋。

这一时期的宝宝，最多的活动是爬行。爬行期的宝宝要让他（她）的足部充分感受地面。天气不冷的时候，可以让宝宝直接赤脚爬行，增强足部抓地的感觉，以便为宝宝将来行走打下基础，记得维护宝宝爬行环境的卫生。天气冷时，给宝宝穿薄一些的袜子或鞋身柔软的鞋子。室外活动时，给宝宝穿鞋底稍厚的鞋子，保护宝宝足部，也使宝宝与地面接近。

2. 适合 14 个月 ～ 2 岁宝宝的鞋。

这一时期处于学步期，但走的还不是很稳。宝宝鞋子的前部不要太硬，这样宝宝在走步时就不会太费劲，也有利于宝宝形成正确的步姿。但是宝宝的后跟处和鞋底应该稍硬一些，这有利于控制宝宝的脚型。

3. 适合 2 ～ 3 岁宝宝的鞋。

这一时期的宝宝已经走得相当平稳了，他（她）会四处走动了，双脚也需比之前承受更长时间的身体重力。这时的宝宝脚上有很厚的脂肪，足部直接接地会有明显的后足外翻等特点。这时期给宝宝选择鞋身坚硬，鞋后跟杯更坚硬的鞋子，防止后足外翻，使宝宝足部能健康美观。

57 宝宝穿鞋的注意事项

宝宝不同年龄阶段对鞋的要求不同，宝宝的鞋伴随宝宝的成长，爸爸妈妈要对宝宝的小脚丫有充分的了解，同时不能被平时的一些认识误区所固化。

♥护理细节

1. 宝宝的脚是长得特别快的，1岁的时候，就快有成人的一半大了。

妈妈给宝宝选鞋的时候最好稍微大一点。鞋尖和鞋头之间最好有一指的距离。如果觉得太紧了时，一定要给宝宝选新的鞋子。

2. 夏天不宜给宝宝买塑料的凉鞋。

塑料凉鞋导热性强、容易变形，比较柔和的皮革鞋和棉布单鞋更适合宝宝。

3. 有妈妈认为宝宝年龄小，穿越软的鞋子越好。

其实这是不对的。首先前面已经说过，宝宝的不同时期应选不同的鞋，尤其是走步期。鞋底和鞋后跟杯应该坚硬；其次，宝宝在户外时，太软的鞋子不能很好地保护宝宝的脚，容易受到硬物的冲撞。

4. 还有妈妈认为鞋底的弯曲度越大对宝宝来说越好。

这种想法也是值得怀疑的。弯曲度大的鞋，弯折部很可能在鞋的中部，但科学的弯折部位应在脚掌的前部，也就是说，弯曲度大的鞋可能并不能契合宝宝脚行走时弯折的特点，折点移后，容易伤害到宝宝的足弓。

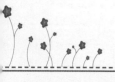

第十六节　宝宝晒太阳的学问

58　春、秋季节宝宝晒太阳的学问

春秋季节，天气不是很冷，也不会很热，每天带宝宝出去晒晒太阳是很好的选择。不仅能舒缓心境，而且对宝宝的健康也很有好处。虽春和日丽、秋高气爽，但带宝宝晒太阳也是很有学问的哦！

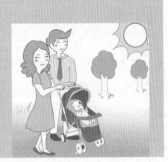

♥护理细节

1. 带宝宝晒太阳的时间以上午 7 ~ 10 时和下午 4 ~ 5 时最好。

上午 7 ~ 10 时阳光中红外线强，紫外线比较弱，有利于促进新陈代谢；下午 4~5 时紫外线中 X 光束多，可加强宝宝对钙、磷的吸收。中午到下午 4 时是太阳最强烈的时候吧，应尽量避免宝宝外出，以免晒伤宝宝肌肤。

2. 晒太阳的时间长短可根据宝宝的年龄决定。

最初每次可以晒十几分钟，随着宝宝年龄的增长，可逐渐延长至 1 ~ 2 个小时。如果晒太阳的过程中宝宝出现发红、多汗心跳加速等不适状况，应带宝宝去阴凉下休息一下，或者将宝宝抱回家中，喂以淡盐水或温水擦身。

3. 带宝宝晒太阳时适当调整衣服。

在太阳底下呆久了，宝宝会觉得热。爸爸妈妈发现宝宝有些热了时可以适当 为宝宝减去衣服。回到室内后，再及时添上。这样，宝宝也不至于因汗湿衣服而着凉。

4. 带宝宝晒太阳应留心季节性疾病。

春季是流行性疾病和过敏性疾病盛行的时候，爸爸妈妈带宝宝外出晒太阳最好避开人多的地方，同时留心花粉过敏等。秋季天气干燥，皮肤容易干燥，出现皮肤疾病，才外流行性感冒也比较多发。爸爸妈妈应注意给宝宝护肤，同时少去人多之处。

59 夏季宝宝晒太阳的学问

夏季天气炎热，阳光强烈，爸爸妈妈都想方设法让宝宝避开太阳。是不是宝宝真的就不应该晒太阳呢？对宝宝来说，无论哪个季节，都应该适当地晒晒太阳，只要注意细节，多晒太阳是能增强宝宝的抗病能力的。

♥护理细节

1.夏天晒太阳的时间可选在上午6～9点。

这段时间，太阳刚出来不久，温度不是很高，可防止宝宝中暑。

2.带宝宝外出晒太阳时最好给宝宝带上太阳帽。

能为宝宝适当地遮挡一下阳光，以防太强的光照射宝宝的眼睛，对宝宝视力发育不好。

3.宝宝皮肤还是比较嫩，阳光稍微强烈一点就可能晒伤皮肤。

爸爸妈妈带宝宝晒太阳的时，可以选择树荫下，透过树叶空隙让宝宝晒太阳。平时要避免吃容易引起日光性皮炎等皮肤疾病的食品，如无花果、马齿苋等。

4.及时为宝宝补水。

宝宝从外边晒完太阳回来很可能缺水，爸爸妈妈应及时为宝宝补水。

小贴士

♥宝宝晒太阳的时间长短参考

(1)未满月的宝宝不宜晒太阳。

(2)2～3个月宝宝不宜超过1小时。

(3)4～12个月的宝宝可晒1小时左右。

(4)2～3岁的宝宝可在户外2小时左右。

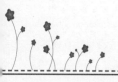

60 冬季宝宝晒太阳的学问

冬季晒太阳对宝宝的好处也有很多，除了能促进宝宝钙质的吸收以外，对宝宝耐寒能力的锻炼和宝宝呼吸系统的完善，都有很好的作用。但是，冬季天气严寒，带宝宝外出是要注意的事情也更多。

♡护理细节

1. 冬季带宝宝外出晒太阳最好是在上午 9～10 时。

冬天太阳出来得晚一些，强度比其他季节弱了许多，带宝宝外出不能太早，不然外边还没暖和起来，宝宝容易感冒着凉。

2. 带宝宝外出时可以适度御寒。

给宝宝准备一顶带冒檐的小帽子，宝宝头发稀少，头颅骨骨板稚嫩，容易受到紫外线的伤害。宝宝穿衣适当即可，不要穿得太厚，不然晒太阳的目的很难达到。

3. 宝宝冬季晒太阳，多晒晒四肢和背部。

多晒宝宝四肢能驱散宝宝四肢中的寒气，让宝宝骨骼生长发育更快，四肢更强健。同时，多晒宝宝的背部有利于驱散宝宝脾胃中的寒气，促进宝宝的消化和吸收。

4. 室内隔着窗户玻璃晒太阳效果不大。

透过窗户玻璃照过来的阳光，大部分的紫外线被挡在了外边，紫外线中促进钙质吸收的 X 光束大大减少，宝宝晒太阳的功效自然减小。

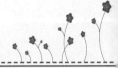

第十七节　教宝宝养成好习惯

61 饮食习惯的培养

宝宝要健康成长，吃很重要。吃得好意味着宝宝营养丰富均衡，不挑食，不厌食。因此，让宝宝养成良好的饮食习惯是宝宝吃得好、长得好的重要前提。但小宝宝也不是那么好对付的，爸爸妈妈得费一番心思才是。

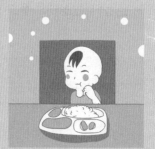

♡护理细节

1. 确定规律的就餐时间。

不能因为宝宝玩得正起劲不想吃，就经常性地改变就餐时间；也不要养成追着宝宝一口一口喂食的习惯，这样只会使宝宝养成吃饭拖拉的习惯，而且会影响下一餐的正常进食。宝宝在玩的时候，爸爸妈妈最好提前提醒宝宝吃饭的时间，并且尽量让宝宝坐在桌子前吃饭，宝宝吃饭的时候就会比较专心。

2. 让宝宝养成不挑食、不厌食的习惯。

宝宝对某种食物表现得不那么热情时，不要强迫宝宝进食，不然容易使使宝宝产生厌烦情绪，反而容易厌食。爸爸妈妈可以根据季节变化，经常性变化菜肴的品种和炒法，有助于增进宝宝的胃口，宝宝也不容易挑食。

3. 教宝宝正确的进食方法。

宝宝稍大一点，能自己拿勺子吃饭时，爸爸妈妈首先应教宝宝怎样健康地拿勺子，进食过程中别让宝宝吃得太快太多，那样容易造成消化不良。也不能让宝宝一边玩一边吃，那样会吃得很慢，饭菜凉了吃下去，对宝宝身体也是不好的。

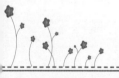

62 睡眠习惯的培养

一个良好的睡眠习惯不仅能让宝宝更快地成长，而且能增强宝宝的体质，让宝宝有健康的身体。然而小宝宝并不总如我们所愿，他们常常晚上爱吵个不停，而白天较安静，把白天与晚上弄反了，爸爸妈妈被弄得憔悴不堪，怎样才能让宝宝分清楚白天与晚上，养成良好的睡眠习惯呢？

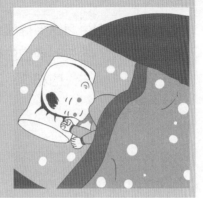

♡护理细节

1. 给宝宝一个舒适的睡眠环境。

宝宝睡眠的室内温度最好在 26℃～27℃，室内不要摆放太多的玩具，以免分散宝宝精力，稍微放几个宝宝可以带着在床上玩的就可以了。重要的是让宝宝对睡觉房间的功能有正确的认识，能与玩乐的地方区分开来。

2. 培养宝宝规律的睡眠时间。

宝宝睡得太早时，适当延缓宝宝睡眠的时间，这样能让宝宝睡眠更持久。养成固定时间起床，每次起床喂宝宝喝牛奶的习惯。久而久之，宝宝就能养成好习惯。

3. 让睡眠成为一种快乐的仪式而不是争斗战场。

睡觉之前放一些轻音乐；可把沐浴时间选在睡觉之前；轻轻地为宝宝按摩，让他（她）放松心情。当宝宝耍性子不睡觉的时候，爸爸妈妈应耐心地劝导，而不要蛮不讲理的责骂。若每天睡觉前相互"斗争"，会影响宝宝睡眠质量和破坏亲子关系。

4. 白天别让宝宝睡太久。

要让宝宝每天晚上按时睡觉，白天就不要让宝宝睡多了，应多带他（她）出去走，消解睡意，不然晚上宝宝精神好，会赖着不睡的。

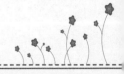

63 良好的卫生习惯

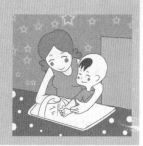

良好的卫生习惯与健康紧密相关。宝宝从小养成爱卫生的好习惯，不仅对他们的健康很重要，而且会影响到他们日常生活中与人的相处。那么怎样培养宝宝爱卫生的好习惯呢？

♥护理细节

1. 做勤洗手的好宝宝。

无论是饭前饭后，还是在哪玩过之后，爸爸妈妈都要有意识地提醒宝宝洗手。耐心地告诉小宝宝洗手的好处，洗过之后，记得表扬和夸奖一下宝宝，这样，下次让他（她）洗手时就会更加积极了。

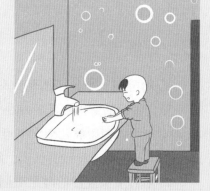

2. 早晚都要刷牙洗脸。

宝宝的牙齿2岁时一般会长到16～20颗乳牙，这是爸爸妈妈可以开始教宝宝刷牙。宝宝协调性还不是很好，刷牙还比较困难，爸爸妈妈应鼓励宝宝快速适应。两岁之前，妈妈可以早晚用手缠纱布或是用刷牙指套帮助宝宝清洁口腔，让宝宝形成早晚清洁的习惯。洗脸也是如此，多让宝宝自己去尝试。

3. 让宝宝爱上洗澡。

宝宝虽然还小，不能自己洗澡，但是养成爱洗澡的好习惯对宝宝来说是重要的，有助于宝宝讲究卫生，注意整洁。

4. 勤剪指甲。

指甲太长了，指甲缝中容易残留细菌，宝宝喜欢啃手指，细菌真容易侵入宝宝的身体。经常给宝宝剪指甲，告诉他（她）指甲里的脏东西，潜意识里也就形成一种认识，长大一点也会更加讲究卫生。

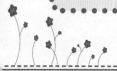

64 培养宝宝良好习惯的几个要点

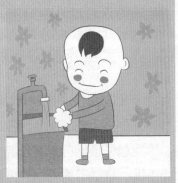

培养宝宝良好的习惯本就不是一件容易的事。小宝宝有时候并不"吃"你这一套，他（她）闹他（她）的，他（她）哭他（她）的，也不管爸爸妈妈的良苦用心，更别说你这个规定、那个规定了。宝宝也许要比爸爸妈妈想象的任性得多，但既然决定培养宝宝良好的习惯，爸爸妈妈也不能松懈，应该注意要点，坚持到底！

♡要点

1. 爸爸妈妈要以身作则。

宝宝们的模仿能力是特别强的，如果爸爸妈妈没有做出好的榜样，小宝宝也会不干的。吃饭前不洗手的爸爸妈妈，小宝宝也会以为洗手时间强加于他（她）的事情。

2. 提供有利的练习环境。

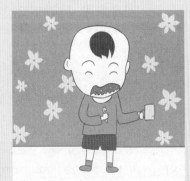

为了帮助小宝宝养成好的生活习惯，爸爸妈妈先要给宝宝营造一个良好的练习环境。为了让宝宝养成爱刷牙的好习惯，爸爸妈妈应为宝宝准备一张小凳子，让宝宝够得着水池；准备一个合适的牙刷，让宝宝刷牙时感到舒服；更重要的是陪着宝宝一起行动，让宝宝体验这个过程中的快乐。

3. 不断练习，持之以恒。

爸爸妈妈不仅要耐心地教导宝宝，还应该随时提醒宝宝。当宝宝任性、不听话的时候，爸爸妈妈也不能太过迁就宝宝，应该仔细地跟宝宝解释，严格地执行，才会有效。

第十八节　助宝宝克服暑热和严寒

65　宝宝克服暑热的方法

夏季和冬季是一年中最热和最冷的季节，因为这两个季节的季后特点，爸爸妈妈要及时做好宝宝的防护工作，让极端天气中的宝宝也能过得舒适健康。这里首先谈到的是夏季防暑。夏季天气炎热，宝宝容易受天气的影响变得烦闷、干渴、食欲不振等，这正是暑热的表现，如何克服暑热使宝宝更舒适更健康呢？

♥护理细节

1. 保持合适的环境温度。

保持室内空气新鲜，避免直吹风和过堂风。如果室外温度超过35℃，应适当开风扇或空调，使室内温度保持在25℃～30℃。不要让空调和风扇对直接对着宝宝吹。

2. 给宝宝适当地增减衣物。

宝宝的衣物要随着气温的变化适当增减。必要时可给宝宝量体温，以观察宝宝是否过冷或过热。

3. 给宝宝多喂水。

吃奶的婴儿，每次喂奶之间要喂些水，大一点的宝宝也要多喝水。

4. 勤洗澡。

夏天应该每天洗澡，必要时每天洗2次。洗澡后要及时给宝宝擦干身体，尤其是皮肤的褶处。要新生儿脐带未脱落之前，还要及时擦干脐部，防止脐部感染。

小贴士

♥给宝宝降暑的好方法

(1) 使用凉席、凉枕等清凉的床上用具。

(2) 使用冷色调装饰房间，让视觉上享受清凉。

(3) 随身携带湿毛巾为宝宝擦汗。

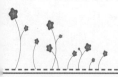

66 宝宝"三伏天"防暑的注意事项

夏季"三伏天"对宝宝来说是个很大的考验。宝宝身子弱，经不起大的折腾，爸爸妈妈只有谨慎小心，才能保证宝宝健健康康地成长。

♡注意事项

1. 留心宝宝"脱水热"。

三伏天气，宝宝出汗多，如果不注意及时补充水分，宝宝容易出现脱水的情况。有数据表明，体温每升高 1℃，体内水分会蒸发 10%，脱水过多，严重者会引发中暑。此外，爸爸妈妈应给宝宝补充含水量相对多的食物，而不宜使用过多奶粉等，不然细胞内水分不足，还是可能产生脱水热。

2. 及时为宝宝"祛火"。

夏季三伏天，成人容易上火，宝宝同样也容易上火。如果发现宝宝上火，要及时为宝宝补充水分，同时，一些时令蔬菜如苦瓜等性凉、清暑的蔬菜是很好的祛火食物。

3. 让宝宝适当运动，注意防晒。

夏季虽然炎热，不提倡剧烈的运动，但是宝宝还是应该有适当的运动，像游泳散步等体育运动就是非常适合的。当然，宝宝外出活动时一定要注意好防晒。宝宝肌肤稚嫩，受强光照射容易受伤。

4. 别使宝宝着凉且预防腹泻。

三伏天，爸爸妈妈为了宝宝能够舒服一点，一般都会把空调或者电风扇开着，但是在给宝宝降暑的时候一定要把握好度，不能让宝宝光着身子吹空调或风扇，再热也应该护住宝宝的胸口和腹部，防止宝宝着凉或者腹泻。

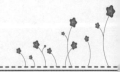

67 冬季，给宝宝身体保暖的方法

冬季一来，严寒便开始侵袭宝宝的身体。爸爸妈妈要密切关注天气的变化，及时为宝宝添加衣服，预防严寒。当然。给宝宝防寒保暖也是有方法的，下面来看一看怎样才能让宝宝穿得暖和、护得得当吧！

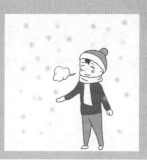

♡护理细节

1. 头部保暖——防止感冒的关键。

体内的热气最容易从头部散发掉，如果宝宝不注意头部保暖，容易造成宝宝体内热量流失，感到寒冷，出现感冒。

2. 足部保暖——防寒保暖的重点。

俗话说：寒从脚起。脚离心脏最远，，供血少，是最容易受寒的地方。护好脚，是预防严寒的重要之处。爸爸妈妈应为宝宝穿上保暖的棉袜，避免引发感冒。

3. 穿衣恰当——让宝宝冷暖舒心。

宝宝的穿衣并不是越多越好，要看在什么环境下。如果在空调房里，室温一般会控制在 25℃ 左右，宝宝外穿一间薄棉衣，内穿一间薄棉衬衣就好了。穿多了容易出汗，反而容易感冒。

4. 合理饮食——让宝宝安然过冬。

关于宝宝冬季御寒，饮食也是关键。维生素有助于宝宝抵御严寒，特别是维生素 B_2 和维生素 E。富含维生素 B_2 的食品有乳制品，谷类、鸡蛋等，富含维生素 E 的食品有玉米油、花生油等各种菜油以及绿色蔬菜等。爸爸妈妈应适当为宝宝添加这方面的食物。

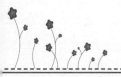

68 冬季防寒保暖误区

冬季保暖应适当发挥宝宝自身调节能力，不要穿着过多，要穿着恰当，这样不仅使宝宝适应寒冷，而且也不至于因穿衣不当而引发疾病。爸爸妈妈在给宝宝保暖的时候常常存在一些误区，应该——认识，加以改正。

♡防寒保暖误区

1. 衣服穿太多。

之前已经多次提到，冬季宝宝穿衣过多反而不利于宝宝的健康。首先，衣服穿太多，宝宝稍微活动就会出汗，汗湿衣服没及时更换容易引起感冒。其次，穿衣太多使宝宝不好活动，尤其是衣服紧的时候，还影响宝宝呼吸，对宝宝肺部的生长发育产生消极影响。

2. 被褥太厚太重。

爸爸妈妈担心宝宝睡不热，拿很厚、很重的被子给宝宝盖，这样反而压迫宝宝身体，使宝宝呼吸不畅，身体处于紧张状态，夜梦多，易惊醒。妈妈在给宝宝挑选被褥的时候一定要选择暖和且材质轻的被褥。

3. 门窗紧闭。

为了宝宝不受风寒，爸爸妈妈喜欢将门窗紧闭，防止冷空气透进窗来。这虽然能保持房间的温度，但是长时间不通风，室内空气浑浊，影响宝宝的呼吸，容易使脑部缺氧。

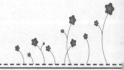

第十九节　关于宝宝的免疫力

 69 什么样的宝宝可能存在免疫低下呢

免疫力低下是指人体识别和消灭外来入侵异物，处理自身衰老、损伤、死亡和变异细胞的能力不强，免疫力低下的宝宝很容易生病，可能表现如下情况：

1. 经常性、重复性地得病。

如经常性地腹泻，患中耳炎、脑膜炎、败血症、皮肤感染等。多数疾病是由病毒或细菌引起。

2. 患病后久治不愈。

每次得病后总是很难痊愈，治疗的效果也不好。

3. 有白血病、肿瘤等疾病的宝宝。

宝宝出现以上情况时要及早就医，进行诊断、治疗。

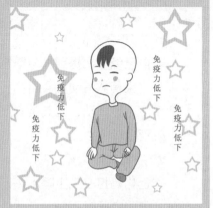

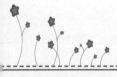

70 免疫力低下该怎么办

免疫力低下可以分为三种情况先天性免疫低下、后天继发性免疫低下和生理性免疫低下。需要采取不同的措施进行治疗。

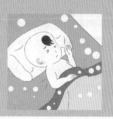

♡护理细节

1. 先天性免疫低下。

先天性免疫低下是遗传因素的影响，多为基因不良引起的，一般治愈比较困难。

2. 后天继发性免疫低下。

后天继发性免疫低下是宝宝因细菌或病毒感染、药物、营养不良和其他疾病引发的。针对该种病症，爸爸妈妈首先应查明引起疾病的具体病因。由感染引起的，有效地清除感染源，免疫功能会有所好转；药物引起的立即停止或更改用药；其他疾病引起的抓紧治愈好疾病，便能改善免疫低下的情形。

3. 生理性免疫低下。

生理性免疫低下的宝宝相对没那么严重。这种情况一般是由于感冒等感染造成的。这是一种非常常见的现象。宝宝的免疫系统和身体其他部位一样，经历发育不完全到成熟的过程，所以，宝宝容易因生理性原因引起免疫低下，随着年龄的增长会转好。

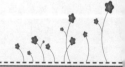

71 增强宝宝免疫力的几种方法

免疫系统是人体的保护屏障，她能使人体免受病毒、细菌等的侵害。日常生活中适当地采取一些方法提高宝宝的免疫，能使宝宝少患病，更健康。

♥护理要点

1. 保证宝宝足够的睡眠。

睡眠不好，容易引起体内 T 细胞的数量减少，而 T 细胞是非常重要的免疫细胞，主要作用是对付体内的病毒和肿瘤。建议 0~3 岁的宝宝至少保证 12 个小时以上的睡眠，具体情况睡眠章节有提到。

2. 让宝宝多喝水。

宝宝多喝水，不仅能加强体内营养物质的运输，还能使宝宝体内粘膜处于湿润状态，更好地抵挡入侵的病毒和细菌。一般情况下，1 岁以内宝宝的饮水量应是每日每千克体重 120 ～ 160 毫升；而 2 ～ 3 岁饮水量为每日每千克体重 100 ～ 140 毫升。照此推算，处于该阶段的宝宝每天需水量大约为 1200 ～ 1600 毫升，除去饮食摄入的水分外，还应该每天直接饮水至少为 600 毫升。

3. 提倡母乳喂养。

宝宝出生后，妈妈最好选择 母乳喂养。母乳中还有比配方奶粉更多的免疫成分，如含有多种抗微生物抗体、乳铁蛋白、双歧因子、活性的免疫细胞等等，对于增强宝宝的免疫力更有好处。

4. 有步骤地添加促进免疫的食品。

食物中可以提高免疫力的物质主要包括多种维生素和微量元素、其中维生素 A、维生素 C、维生素 D、微量元素锌作用最为明显。宝宝从第 4 个月开始可以添加辅食，爸爸妈妈可以根据宝宝饮食的特点，逐步地添加富含该类元素、能提高宝宝免疫力的食品。

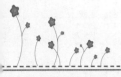

72　不吃早餐

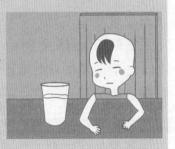

社会整体节奏加快，从一早便能看到忙碌的身影，这其中有很多人为了节省时间而省略早餐，或者为了减肥等目的而故意不吃早餐。

妈妈如果不吃早餐，通常会饮食无规律，容易感到疲倦，头晕无力，天长日久就会造成营养不良、贫血、抵抗力降低，并会产生胰、胆结石。哺乳期妈妈的健康状况会直接影响宝宝的健康。

改变习惯：妈妈一定要把吃早餐当成一种必须的作业来完成。

73　用饮料送服药物

当宝宝因为药的味道不好的时候，妈妈的第一个反应就是用甜味饮料送服。

吃药不当会使病情恶化，特别是随便将饮料与药物搭配。饮料内的化学成分会与药物内的化学物质发生反应，一旦反应有害，就会后患无穷。例如用绿茶搭配服用含铁质的药物时，绿茶中的单宁酸和铁会结合在一起，让铁难以被人体吸收；用牛奶搭配服用抗生素，会使抗生素失去效力。

改变习惯：白水搭配药物服用是最佳选择。对于宝宝来说，如果药物的味道难以接受，可以给他们加点白糖。

74 开灯睡觉

有些人认为寝室太暗无法入睡，因为黑暗给人们一种不安的情绪，大人怕黑便认为宝宝也会怕黑，或者就是想夜里起床照顾宝宝方便一些，就开着灯睡觉，殊不知这样对宝宝的成长非常不利。

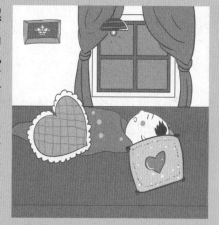

造成学龄前儿童眼睛近视的原因，多年来认为有两种因素：一是父母遗传，二是看电视过多，受到电磁辐射的侵扰。如今，美国学者又提出第三种因素，即婴幼儿夜间在开灯的房间内睡眠可受到灯光的伤害。儿童眼睛近视率与儿童在婴幼儿时期夜间睡眠灯光照射状况呈正比。

改变习惯：关灯睡觉，即便在夜间照顾宝宝时，也要使用光线暗淡的灯具。

75 起床先叠被

很多人，习惯一起床就把被子叠好，觉得这样家里才会更整洁。

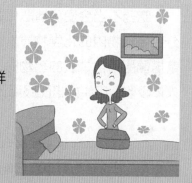

人体本身也是一个污染源。在一夜的睡眠中，皮肤会排出大量水蒸气，使被子不同程度地受潮。

人的呼吸和分布全身的毛孔所排出的化学物质有 145 种，从汗液中蒸发的化学物质有 151 种。被子吸收或吸附水分和气体，如不让其散发出去，就立即叠被，易使被子受潮及受化学物质污染。

改变习惯：起床后，可将被子翻过来，接触身体的一面冲上，晾 1 个小时左右再叠被子，还要定期晒被子，才能保证被子在睡眠的时候为你和家人提供一个健康的环境。

76 穿袜入睡

天气变冷时，很多爸爸妈妈喜欢给宝宝穿上袜子睡觉，防止宝宝受凉。

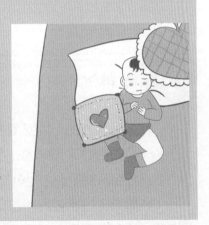

但是穿着袜子睡觉，袜子会阻碍脚部热量扩散，而这些无法扩散的热量会让全身发热，使人们在起床后感到疲倦。如果这种情况持续，就会影响人体正常的体温调节，使交感神经变迟钝、凉症加重。如果袜子过紧，还会影响血液循环，使下肢不能得到充分的休息和调节。

改变习惯：如果因为脚尖发凉而无法入睡，可以套上脚套睡觉，这样可以使脚背的血管保持一定的温度，从而对付凉症。或者睡觉前用暖水袋将脚部温暖一下，睡前再取出来。

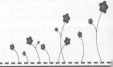

77 饭后即睡

俗话说的好"舒服不过倒着"，很多人，午饭后就立即睡午觉，舒服又享受，觉得这是一件美事。尤其很多爸爸妈妈们习惯喂饱宝宝后就让其睡觉。

吃饭，尤其是吃饱后，人体血液，特别是大脑的血液流向胃部，由于血压降低，大脑的供氧量也随之减速少，造成饭后极度疲倦，易引起心口灼热及消化不良。

改变习惯：建议饭后休息半小时再睡。

78 吃得过饱

许多人吃饭的时候都爱吃得饱饱的，尤其在冬天，仿佛吃得饱饱的，身上的热量就更多一些，抵御严寒的能力也就越强。

长期吃得过饱容易引起记忆力下降，思维迟钝，注意力不集中，应变能力减弱。尤其是过饱的晚餐，因热量摄入太多，会使体内脂肪过剩，血脂增高，导致脑动脉粥样硬化婴幼儿营养过剩容易出现肥胖。

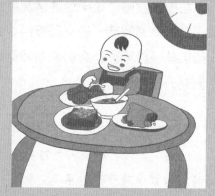

79 婴儿不用洗澡

有的爸爸妈妈认为刚出生不久的婴儿体软，如果不小心还会弄伤或者引发感冒，况且婴儿看起来不脏，擦下就可以了，不用洗澡。

这种想法是错误的，新生的宝宝新陈代谢旺盛，如不经常洗澡，汗液及其他排泄物会刺激宝宝娇嫩的肌肤，容易发生皮肤感染。

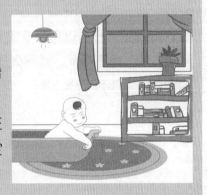

改变坏习惯：新生宝宝有条件的可以每天洗一个澡，冬天则适当减少，每周洗1～2次即可。

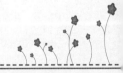

80 早走路

坏习惯：别家宝宝都能自己走路了，咱也抓紧练吧。有些爸爸妈妈把宝宝能够独立行走看成是可喜的开端，在宝宝还没有准备好时就早早地锻炼他站立、行走。

可能后果：O 型腿和 X 型腿

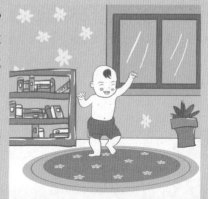

过早地站立与行走会对婴儿的骨骼发育造成一定影响。由于儿童出生时骨骼正处于发育时期，没有完全钙化，包围在骨骼外面的是一圈软骨，宝宝一岁以内就学着走，由于站立不稳，就会向内或向外用力，导致两边软骨发育不平衡，时间久了，容易影响腿部骨骼发育出现膝内翻或膝外翻，即常见的 O 型腿和 X 型腿。

支一招：放松心态，宝宝想走时拦都拦不住。

宝宝开始学走路了，听说学步车对身体发育不好，还不安全，那就爸爸妈妈亲自弯腰牵着宝宝走吧。可是如果总是牵一侧的手，或者太过用力，也会有问题哦。

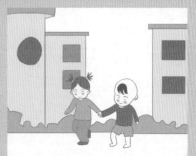

可能后果：桡骨小头半脱位

婴幼儿骨骼硬度差、弹性大。尤其两岁以下宝宝刚学会走路，爸爸妈妈长时间单侧向上牵领走，宝宝重心易发生偏移，这对骨骼发育不利。另外由于宝宝肘部桡骨小头的环状韧带薄弱，也易发生桡骨小头半脱位，如果领的途中宝宝突然跌倒还可能会脱臼。

支一招：左右手交换、轻轻领着宝宝小手。

第一节 宝宝四季饮食护理细节

春季饮食护理细节

82 营养摄入要丰富均衡

春天是草长莺飞的季节，也是小宝宝长身体的好时节。妈妈们应给宝宝设计好营养丰富均衡的春日饮食，让宝宝长得更结实，更健康。宝宝春季饮食请注意如下要素：

1. 蛋白质必不可少。

蛋白质是宝宝长身体所必需的，让宝宝多吃一些蛋白质含量丰富的食品，如牛肉、鸡肉等。小米中蛋白质的含量也比较高，尤其是色氨酸的含量更高。

2. 补钙不容忽视。

钙能促进宝宝的骨骼生长，是宝宝又一必不可少的营养要素。春季宝宝长得快，钙更是不可缺少。妈妈们可以多给宝宝吃一些虾、鱼、鸡蛋、豆制品、牛奶之类的，并少喝或者不喝碳酸饮料，以免钙质沉淀，使钙流失。

3. 适当补充脂肪。

脂肪对小宝宝来说，也是很重要的。宝宝脑部的成长、荷尔蒙的产生，身体各组织的生长发育都离不开脂肪的参与。如花生、核桃等等。

4. 维生素及微量元素的补充也很重要。

蔬菜水果中含有大量的维生素和微量元素，经常性地给宝宝进食蔬菜水果，有利于宝宝摄取营养的均衡，更有助于宝宝拥有健康的体质。

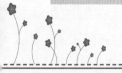

春季万物复苏，空气中漂浮着花粉、灰尘等各种过敏原，是过敏性疾病多发的季节。对于容易过敏的宝宝来说，补充一些抗过敏的食物的很有用的。

1. 蜂蜜。

蜂蜜是营养丰富的食物，它含脂肪，但含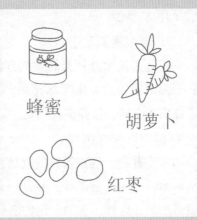有丰富的维生素、矿物质、氨基酸等，能让人精力充沛。其次，它能促进胃酸分泌，增强肠道的蠕动能力。而此处所说的抗过敏，则是因为蜂蜜中含有少量蜂毒，所以可用于支气管哮喘引起的过敏性疾病，还能一定程度地抵抗花粉引起的过敏。然而，1岁以下的宝宝还是应慎食，以免因蜂蜜中可能存在的肉毒杆菌污染而引起食物中毒。

2. 胡萝卜。

胡萝卜质地脆嫩，细密清甜，含有丰富的胡萝卜素、维生素C和B族维生素等，其中胡萝卜素中的 - 胡萝卜素能起到预防花粉过敏、过敏性皮炎等过敏反应。除此之外，胡萝卜还能清肠通便、促进免疫等功效。胡萝卜入食简单，营养充分，是非常适合宝宝食用的食品。

3. 红枣。

红枣属于老少皆宜的大众健康食品，它有健脾益胃、补气养血、养血安神等诸多功效，具有增强人体免疫力保肝、抗癌等作用。红枣抗过敏的作用也很显著，适应过敏性疾病：过敏性鼻炎、过敏性哮喘、过敏性紫癜、荨麻疹等。给宝宝食用红枣时，应当先去掉皮，以利消化。

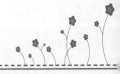

宝宝春季补钙吃什么

宝宝春季补钙是宝宝最关心的事情之一。宝宝补钙的方法无非两种：一种是食补，一种是药补，而食补自然是最为关键的方法。那么怎么吃才能让宝宝吸收足够的钙呢？补钙是有方法的，吃对了食物，用对了方法，事半功倍。妈妈们不用太担心。

1. 应多吃乳制品。

喝奶还是宝宝补钙最有效的方法之一。牛奶、羊奶和母奶中含有大量的钙质。母乳喂养的宝宝，如果奶水充足，6个月以内基本不需补钙，只是6个月以后，妈妈可能奶水变稀，营养供应不足，则要适当地补充牛奶或羊奶等乳制品。

2. 适当补充含钙食品。

给宝宝补充一些富含钙的食品，如鱼虾、海藻、骨头、木耳、金针菇等等，并且在烹饪这些食物的时候适当加醋，这样，有助于钙的溶解和宝宝对钙的吸收和利用。还有，植物中还有草酸，如芹菜，在烹饪过程中容易与钙形成草酸钙的沉淀，应加以注意。此外，过敏的宝宝，慎食鱼虾类食品。

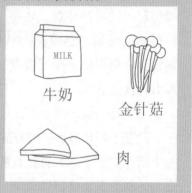

牛奶　金针菇　肉

3. 补钙同时补维生素D。

维生素D能促进钙的吸收，如果没有维生素D参与，钙的吸收会大大降低，不到摄入钙质的10%。含维生素D较多的食物有：蛋黄、瘦肉、海鱼、动物肝脏等。

小贴士

💗**各阶段宝宝补钙量**

0～6个月：300毫克／日

6～12个月：400毫克／日

1～3岁：600毫克／日

冬季刚过，春寒仍在，风也很大，且天气变化无常。宝宝容易出现嘴唇干裂、小便少、情绪躁动的情况。这种情况下，除了做好宝宝的护理工作，还应该辅以一些宝宝爱吃的食物，使宝宝能更好地适应天气的变化，吸收足够多的营养。

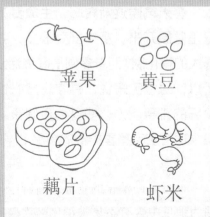

1. 多吃水果。

春季宝宝可以享用的水果很多，水果具有开胃消食的作用，宝宝多吃水果能提高食欲，增加营养。值得推荐的食物有：苹果汁是不错的选择；梨可以做汤汁或切成块食用；柿子去皮，不要贪食。

2. 常吃豆类和谷类。

豆类和谷类中含有丰富的维生素 B_1 和维生素 B_6，是人体的神经末梢和各种细胞能量的供给相关的重要物质。春季宝宝可以每周进食 3~5 次由大麦、黄豆、玉米、大米等做成的粥或米饭。这类五谷杂粮能很好地减少宝宝的春躁。

3. 多吃蔬菜。

像南瓜、藕片都是非常适合宝宝的春季食品。南瓜据有防止嘴唇干裂、皮肤干燥、流鼻血等作用，同时能增强免疫力，驱走躁动。而藕片含有碳水化合物、维生素和微量元素等，宝宝容易吸收。

4. 多吃色氨酸和脂肪酸含量多的食品。

色氨酸具有镇静和促进睡眠的作用。豆腐皮、虾米、紫菜、黑芝麻等食物中色氨酸的含量很高。脂肪酸能促进脑部的营养，花生、核桃等食品中含量较多。

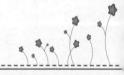

宝宝春季时适合吃的排毒食品

春天气候逐渐转暖，生命复苏，人从冬日里舒展开来，精神舒爽很多。肝是人体内最大的消化腺，而春季则是肝最活跃的季节。所以，对宝宝来说，春季注意好饮食，能提高肝的排毒能力，使身体更健康。下面介绍集中适合宝宝春季排毒的食品：

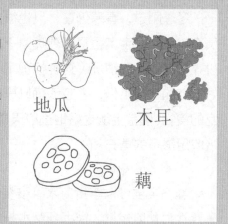

地瓜　木耳　藕

1. 地瓜。

地瓜是助消化的食品，有利于排便排毒。因为地瓜中含有不易被消化酵素破坏的纤维素和果胶，能刺激肠道，增强肠道蠕动，促进消化。同时地瓜中含有丰富的 β - 胡萝卜素，它是一种很有效的抗氧化剂，可预防便秘。地瓜是排毒效果很好的食物之一。

2. 木耳。

木耳中含有丰富的木耳蛋白质，钙、磷、铁等，同时还含有大量的葡萄糖、木糖以及卵磷脂等。木耳中的胶质可吸附消化系统中的灰尘、杂质等，并将其排出体外，从而起到排毒清胃的作用。

3. 藕。

莲藕中含有丰富的膳食纤维和黏液蛋白，能与食物中的胆固醇等结合排除体外，减少脂类。同时，莲藕清新，可增进食欲，促进消化。此外，莲藕富含铁、钙等微量元素和维生素、蛋白质、淀粉等，可提高人体免疫力。

维生素是人体生长和代谢所必需的微量元素。人体内维生素含量很少,维生素缺乏时,会影响人体生长、代谢、发育的过程,过量则会引起中毒。宝宝出生时会从母体获得一定的维生素,但是在一些特殊的情况下宝宝还是会存在维生素不足的情况。下面介绍几种维生素含量丰富的食物,供妈妈们参考。

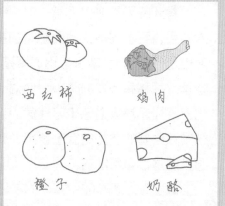

西红柿　　鸡肉

橙子　　奶酪

1. 维生素 A 含量多的食品。

维生素 A 缺乏会使宝宝皮肤干燥、头发干枯稀少、眼睛发生病变以及免疫功能差。动物肝脏,如猪肝、牛肝;奶制品,如牛奶、奶酪;蔬菜类,如西红柿、胡萝卜、西兰花、菠菜、莴笋、红薯;鸡蛋等多是维生素 A 含量丰富的食品,除此之外,鱼肝油也可以补充维生素 A。

2. 维生素 B 含量多的食品。

维生素 B 又称为维生素 B 族,是多种维生素的总成,包括维生素 B_1、维生素 B_2、维生素 B_6 等,维生素 B 族元素参与各种代谢的过程,每天需要补充。其中维生素 B_1 含量多的食物有小米、豆类、坚果、瘦肉、动物内脏等;维生素 B_2 含量多的有动物内脏、猪肉、大米、黄瓜等;维生素 B_6 含量多的食物有肉类(尤其白色肉类,如鸡肉)、动物内脏、谷物、豆类等。很多食物中都同时含有维生素 B 类元素。

3. 维生素 C 含量多的食品。

维生素 C 能提高人体免疫力,使皮肤白皙。富含维生素 C 的食物有花菜、橙子、西红柿、葡萄汁、青椒等。维生素 C 主要存在于新鲜水果和蔬菜中。

4. 维生素 D 含量多的食品。

维生素 D 能促进钙的吸收,对宝宝生长发育意义重大。但是维生素 D 在食物中含量很少。相对多的食品有奶油、奶酪、动物肝脏、蛋黄等。日光浴有利于维生素在体内的合成。

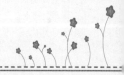

春天的天气变化无常，时冷时热，进入二月，雨水增多，地面湿气加重。这时期也是各种细菌、霉菌等迅速繁殖的季节，春季是哮喘病多发的季节，而对于宝宝，则容易引起呼吸道感染等疾病。选择一些祛湿效果好的食物给宝宝食用，对宝宝祛湿排湿是很有帮助的。

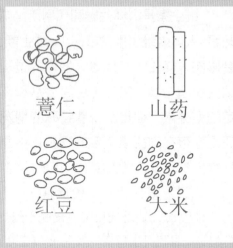

1. 薏仁。

薏仁中含有多种维生素和矿物质，有利尿消肿，促进体内的血液循环、水分代谢的作用，还具有舒筋除痹、清热排脓等功效。但是宝宝消化能力还不是很强，妈妈应做得软烂一些再给宝宝吃。

2. 红豆。

红豆能制成多种美味可口的食物，且有很大的营养价值。红豆可以增加肠胃的蠕动，促进消化，减少便秘，有利排尿等作用，适合宝宝祛湿排毒。

3. 山药。

山药中薯蓣皂具有滋阴补阳、增强新陈代谢的功效；而新鲜块茎中含有的多糖蛋白成分的粘液质、消化酶等，可预防心血管脂肪沉积，有助于胃肠的消化和吸收。宝宝适量补食，能促进消化。

4. 小米。

小米含有丰富的蛋白质、钙质、铁、钾、复合维生素 B 等等，营养丰富的健康食品，还具有健胃、消食、安神、清热、利尿的功效。宝宝食用小米粥，对祛湿有好处。

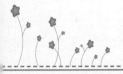

宝宝的日常饮食中，除了经常会吃到的蔬菜、水果、肉类之外，妈妈们还可以给宝宝适当地补食一些菌类。只要选择好了适合宝宝的菌类食品，对宝宝的健康是有利而无害的。下面我们来看一看菌类的营养价值吧！

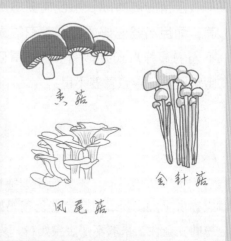

1. 菌类食物中含有丰富的蛋白质和脂肪。

菌类食品中含有比蔬菜中多得多的蛋白质，而且蛋白质的组成单位中含有人体所需的各种氨基酸。脂肪主要为不饱和脂肪酸。这些营养要素对宝宝的生长非常重要。

2. 菌类食物中还含有丰富的维生素。

维生素是人体不可缺少的微量元素。菌类食物中含量最多的是胡萝卜素、维生素 B 和维生素 E。对于增强宝宝抵抗力，促进体内代谢和各系统的正常运行非常有帮助。

3. 菌类食物中同样不缺乏重要的碳水化合物。

我们经常会吃到的香菇等含有丰富的多糖，能提高人体免疫力，缓解疲劳。宝宝经常食用可提高抗病能力。

4. 菌类食物中膳食纤维丰富且含多种矿物质。

菌类食物中的钙、铁、锌含量丰富，是矿物质的重要来源。此外，膳食纤维丰富，能有效的促进消化，预防便秘。

宝宝的健康成长不仅需要摄入充足的营养，而且与爸爸妈妈的喂养有很大的关系。不当的喂养方式会影响宝宝的胃口，甚至使宝宝厌食，导致营养不良。

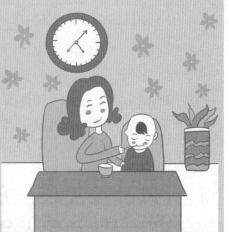

1. 不当的喂养方式之一：只给宝宝喂米糊，不喂奶粉。

宝宝断奶以后，宝宝需添加辅食，并且还应提供宝宝奶粉。但是有些爸爸妈妈考虑到奶粉的安全性，采取不喂宝宝奶粉、只喂米糊的方式。其实，这是不对的。米糊中营养物质的含量非常有限，根本无法满足宝宝的生长需要。长期如此，自然造成营养不良。

2. 不当的喂养方式之二：只给宝宝为母乳，不添加辅食。

许多妈妈们认为，1岁以内的宝宝只吃母乳就能满足营养需要。这种想法是不完全正确的。首先，妈妈的体质并不相同，有的妈妈母乳少，并不能完全满足宝宝的营养需求；其次，如果不及早给宝宝添加辅食，断奶时宝宝难以适应，可能造成厌食。宝宝从第4个月开始就应逐步添加辅食。

3. 不当的喂养方式之三：米糊奶粉一起冲调食用。

爸爸妈妈可能觉得米糊奶粉一起冲调更方便，但并不知道奶粉的冲调是很有讲究的。奶粉必须按照一定的剂量冲调，如果奶粉过量，容易增加宝宝消化道的负担过重，引起宝宝消化不良。如果奶粉过少，则会使蛋白质含量过少，营养不够。混合冲调不好把握奶粉的量，最好不要采用这种方式。

宝宝春季不宜吃的食品

宝宝春季虽然是补身体的好时候，但是宝宝并不是什么都吃得越多越好。有些食品不仅不能增加宝宝的营养，而且还会给宝宝的健康带来不必要的麻烦。妈妈在为宝宝挑选营养品时一定要多谨慎小心哦！

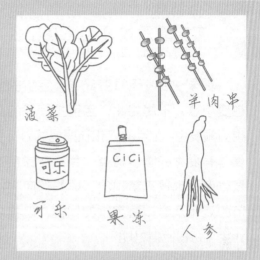

1. 少吃菠菜。

菠菜中含有大量的草酸，草酸容易与宝宝体内的钙结合形成草酸钙沉淀。防碍宝宝对钙的吸收，导致宝宝缺钙。

2. 最好不要饮用可乐。

可乐是大众都喜爱的饮料，但是宝宝并不适合饮用。因为可乐中含有一定的咖啡因，会对大脑中枢产生刺激，加之宝宝大脑发育不完全，解毒功能弱，抵抗力弱，容易留下潜在的危害。

3. 少吃果冻。

果冻是用增稠剂，如食用明胶、琼脂等，加入各种着色剂、甜味剂、人工合成香精等制成。果冻的营养加价值很小，摄入过多的果冻不利于宝宝对脂肪、蛋白质以及铁、锌等微量元素的吸收，影响宝宝的身体和智力的健康发育。

4. 忌食人参。

0～3岁是宝宝生长发育的关键时期，妈妈们需给宝宝补充营养，但不能过于心急，其中人参最好不要作为备选补品。因为人参的主要成份是人参皂甙等物质。服用太多会降低宝宝自身免疫力，出现神经系统亢奋的情况，而且，人参促进性激素的分泌，易引起性早熟。

92 宝宝夏季饮食应注意什么

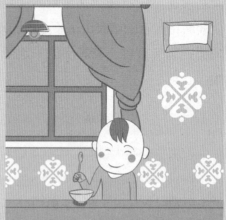

夏季一到，天气变热了，宝宝的胃口也变小了。不尽如此，宝宝拉肚子的情况也频频发生。宝宝的变化让妈妈忧心不少。夏季有夏季的季节特点，宝宝在饮食方面发生变化也是正常现象，妈妈们应根据季节的变化及时调整宝宝的饮食，怎样才能让宝宝每日吃得好呢？

1. 选择好适合宝宝夏季吃的食品。

夏季热，宝宝出汗多，宝宝易燥热，妈妈们应做清淡一些的食品给宝宝吃，比如绿豆粥、红豆粥等，不仅清热解暑，而且营养丰富。

2. 讲究食物的样式，提高宝宝的食欲。

宝宝在炎热的夏季最容易没有食欲，爸爸妈妈除了要适当让宝宝进食一些牛奶或乳制品，还应该多变化菜肴样式和种类，刺激宝宝的食欲，比如让红萝卜与别的菜搭配，使颜色看起来诱人，就是很好的办法。

3. 注意饮食卫生。

宝宝夏季容易出现腹泻等疾病，多是饮食不卫生造成的。饮食前不洗手、食物不够新鲜、存放过久或受蚊蝇叮咬、饮食不洁的冷饮等，都是造成腹泻的原因。妈妈们一定要注意这一点。

4. 及时为宝宝补充的水分。

宝宝本身体内代谢旺盛，加上夏季气温高，特别容易缺水。爸爸妈妈要及时为宝宝补充水分。补水应遵循少量多次的补水方法，一次补水太多，会冲淡宝宝的胃酸，对于食物消化不利。

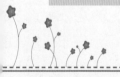

锌是人体内非常重要的微量元素之一，其主要作用是合成人体代谢中的多种酶、提高人体免疫力、促进身体和智力的发育，同时还能增强食欲。缺锌的宝宝容易食欲不振，生长缓慢，容易生病。夏季宝宝流汗多，易腹泻，宝宝体内锌丢失严重，是补锌的关键时候。让我们来看看夏季宝宝补锌的方法吧！

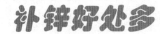
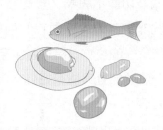

1. 最好采用母乳喂养。

母乳，尤其是初乳是含锌量最丰富的食品，而且吸收率高，可达到 62%。母乳喂养最好保证 4 个月以上，喂食配方奶粉以后，要添加一些含锌量高的食品，如动物肝脏、花生、鱼、蛋黄、黑芝麻等。

2. 发热、腹泻后及时补充含锌食品。

宝宝如果持续地发热、腹泻，体内的锌就可能大量流失。锌的缺乏会使宝宝食欲不佳，疾病更难痊愈。

3. 让宝宝养成不挑食的好习惯。

宝宝要获得足够的锌，多是从食物中获得。只有让宝宝饮食全面均衡，才能保证宝宝体内的锌不会缺乏。

4. 药物补锌应遵医嘱。

经过医院全面检查，存在严重缺锌的宝宝可以在医生的嘱咐下采用药物补锌。因为补锌过多会引起中毒、伤肝、免疫力下降等，同样危害很大。

痱子又名热痱，是由于高温闷热情况下，流汗多，汗流不畅造成的。宝宝排汗调节功能不完善，夏季宝宝长痱子的情况非常普遍。下面我们列举了几种能预防痱子的食物，希望对宝宝防痱子，过一个清爽的夏天能有好处。

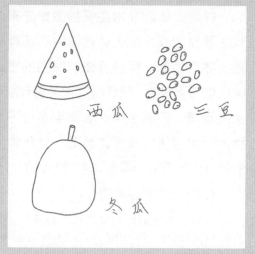

1. 西瓜。

西瓜具有镇静解渴、清热解暑的作用，宝宝长痱子了，用西瓜的白色部分轻轻涂抹宝宝的患处，并重复几次，对止痒非常有效。

2. 三豆饮。

三豆饮就是指绿豆、赤豆、黑豆混合煮熟成汤的一种饮品。因为三豆饮中的三种豆子都是清热解毒、健脾利湿的佳品，所以对预防宝宝的痱子是很好的。特别注意的是，豆子一定要煮烂后食用，且体质虚寒的宝宝要慎用。

3. 其他。

其实预防痱子的关键是清热降暑，多吃一些具有此类功效的食物，也能很好地预防痱子。比如冬瓜，将冬瓜熬汤，连续服用多日可消暑；韭菜根洗净熬水服用也能见效；马齿苋、丝瓜一起熬水服用也有效果；乌梅洗净煎熬半个小时后加金银花一起煎20分钟取汁加糖食用也是不错的方法哦！

夏季天气炎热，宝宝体内水分流失很多，而且宝宝的消化功能还不是很完善，所以容易出现上火、大便干结等现象。如果妈妈们不及时为宝宝降火，很可能使宝宝烦闷，病情恶化。水果是夏季的好选择，而且很多水果都有降火的功效哦。下面我们来为妈妈们介绍一些夏季常见的降火水果啦！

1. 梨。

梨是我们最熟悉不过的降火佳品了。它的汗水量非常之高，达到 84%，有"天然的矿泉水"之称，具有清热降火，解毒润燥的功效。同时，梨含有丰富的蛋白质、糖、碳水化合物和多种维生素，能为宝宝提供丰富的营养。梨，性凉，不宜多食，但梨熬成汤后润肺清火效果更佳。

2. 火龙果。

火龙果富含钙、磷、铁等矿物质和丰富的维生素和膳食纤维，是一种低热量、高药效的水果，能起到润肺解毒，清心降火的功效。如果怕小宝宝太小，不熟悉咀嚼和吞咽，还可炸成火龙果汁给宝宝饮用。

梨子　火龙果　西瓜　柚子

3. 西瓜。

相信炎炎夏日没有谁会忘记西瓜的，它可是当之无愧的"夏果之王"，营养丰富，更重要的是止渴、消暑、利尿、开胃效果极佳。妈妈们可以做成西瓜汁或者西瓜奶茶给宝宝降暑。当然，西瓜也是性凉的水果，不要吃太多了。

4. 柚子。

柚子同样是富含蛋白质，有机酸等人体必须元素的水果，它在清热化痰，清心降火方面也有很不错的效果，蜂蜜柚子茶是很好的降火茶哦！

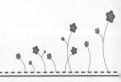

适合宝宝夏季吃的"杀菌菜"

夏季宝宝吃的东西比较杂，而且偏生冷，难免食用含有细菌的食品。因此，吃一些具有杀菌清肠的食物，为宝宝的肠道杀杀菌，既补充了营养，又保证了健康，真是一举两得的好事情，下面我们来瞧瞧都有哪些适合宝宝吃的夏季"杀菌菜"吧！

1. 绿豆。

绿豆性寒，具有清热解毒，消暑利尿的功效，是为大众所喜爱的夏季营养佳品。夏日里，妈妈可以给宝宝做绿豆粥喝。记住，绿豆不宜煮得太烂，太烂了会降低绿豆的功效；也不要太浓，有些脾胃虚寒的宝宝可能会感到不适，这是可加入几颗枣或者几片姜，可暖胃。

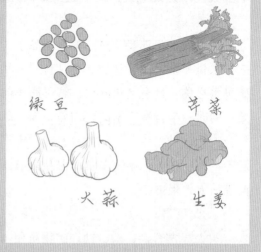

绿豆　　芹菜

大蒜　　生姜

2. 芹菜。

我们可能忘了，其实芹菜也是具有降压消炎，健胃利尿，消热镇静的作用的。妈妈不用担心宝宝吃不了。如果宝宝太小了，妈妈们可以把芹菜榨成汁食用，宝宝2～3岁的时候是完全可以吃芹菜的。芹菜叶的营养价值比芹菜茎更丰富。

3. 大蒜。

大蒜具有抗菌消炎的效果，有杀虫解毒健胃的功效。大蒜生食的杀菌效果最佳，煮熟后反而大打折扣。将大蒜捣碎，适量地喂给宝宝吃，能有效地预防肠道疾病。但是，大蒜刺激性大，宝宝应少吃，尤其是肝热的宝宝。

4. 生姜。

生姜与大蒜相似，都是刺激性较大的食品，宝宝不宜多吃。但生姜的杀菌效果很好，而且宝宝食欲不佳时，在菜中加入几片姜，还能改善宝宝食欲。

巧克力是含有高热量的食品，是宝宝容易贪恋的食品之一。巧克力虽然美味，且有丰富的营养，但对宝宝来说并不是好的选择，尤其是3岁以下的宝宝。3岁以下的宝宝肠胃功能还没有发育完善，过多地食用巧克力，容易对宝宝以后的饮食习惯和饮食结构等造成一定的危害。

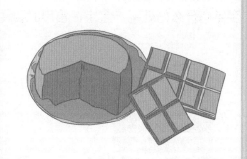

1. 会降低宝宝的食欲。

巧克力中的脂肪含量较高，不易消化，容易是宝宝产生饱腹感。当给宝宝喂食饭菜时，宝宝的食欲会下降，产生厌食情况。此外，巧克力中一般加入了一些特别口味的原料，宝宝吃起饭菜来也可能觉得索然无味。因此，过多饮食巧克力会大大降低宝宝食欲。

2. 营养要素不均衡。

巧克力虽然热量很高，但是主要物质还是脂肪，蛋白质，维生素和矿物质等的含量过低，影响宝宝体内营养的均衡，不利于宝宝的生长发育。

3. 影响宝宝规律的睡眠。

巧克力中含有一定量的咖啡因，咖啡因会刺激宝宝的神经系统，使宝宝处于兴奋的状态，可能出现不愿睡觉、哭闹不止的情况。

4. 不易消化，容易发胖。

巧克力中的纤维素含量低，不能刺激肠道蠕动和事物的消化吸收。同时，大量食用，巧克力中大量的脂肪和糖在体内转化成人体的脂肪，宝宝容易发胖。

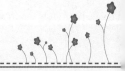

其实并不是每一种菌类都是有害的，比如我们夏季经常会提到的——益生菌。益生菌在酸奶、乳酸饮料和奶酪中含量丰富。那益生菌到底是什么？它对宝宝有什么好处呢？宝宝在食用时要注意什么呢？下面我们就来了解一下吧！

1. 益生菌是什么。

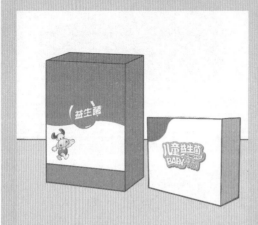

益生菌是生殖在人体肠道、生殖系统内，对人体有益的一种菌类的总称。它能促进营养物质的产生和吸收，清除有害病菌，提高免疫力，还能治愈某些疾病，如过敏、口臭、呼吸道感染等。

2. 益生菌对宝宝的好处。

益生菌对宝宝的好处很多，主要有以下几点：第一，促进宝宝的营养吸收。益生菌发酵产生的乳酸可促进铁、维生素 D 的吸收，还能提高钙、磷、铁的利用率，有助于防治贫血症和软骨病。第二，防止乳糖消化下降。乳糖分解而产生的半乳糖有利于宝宝后脑的生长发育，而随着宝宝年龄增长，肠道中分解乳糖的乳糖酶会下降，若乳糖不被分解，宝宝容易产生腹泻、呕吐等病症，但是益生菌能很好地缓解这种情况。第三，提高宝宝的免疫力。益生菌能清除和抑制有害病菌，防止宝宝受病害侵染，从而提高免疫力。最后，益生菌还能促进胃液分泌，增大宝宝食欲，促进消化。

3. 宝宝使用时的注意事项：

1 岁以下的宝宝肠胃发育不完全，一般不宜食用；宝宝饮用不宜过量，比如酸奶每天 100 毫升为好；益生菌饮品切忌加热超过 40℃，以免益生菌失去活性。

1. 婴儿消化道黏膜屏障发育尚不成熟时，如果大量摄入蛋白质刺激胃肠道，会造成胃肠道功能障碍，导致消化不良而引起婴儿湿疹。因此，宝宝在4～6个月内最好完全母乳喂养，4～6个月后再逐渐添加辅食。

2. 如果宝宝出现了湿疹，母亲在母乳喂养期间要忌吃鱼、虾、蟹、鸡蛋，不吃刺激性食物，如蒜、葱、辣椒等，以免刺激性物质进入乳汁，加剧宝宝的湿疹。但可以多吃豆制品，如豆浆、豆粥等清热食物。

3. 婴儿米粉、麦粉是较好的婴儿食品，是根据婴儿生长发育的需要而研制的，以谷类（大米、面粉）为主的婴儿断奶期食品，一般产生过敏的可能较小。4个月以后的宝宝应先添加米粉，5～6个月再添加麦粉，以防宝宝发生过敏。

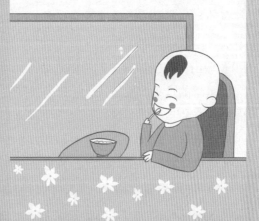

4. 添加辅食时应特别仔细和小心。食物要一种一种地添加，量从少到多，品种也从少到多。每加一个品种，应观察3~4天，是否出皮疹及原有湿疹加重，然后再考虑加第二种食物。尤其是添加鱼虾时要严格遵守此原则。

5. 在添加一种新的食物时，同一天吃的食物品种不要太多，因为，原来不过敏的食物，几种混在一起，也可能会引起过敏。

6. 鸡蛋是每个宝宝都需要的营养食物，但是也有一些宝宝对蛋清或蛋黄过敏，前者更多些。因此给宝宝添加鸡蛋，宜从1/3个蛋黄加起，当宝宝没有异常反应后，再逐渐添加至1个。对于爱过敏的宝宝，通常1岁后再加蛋清。

7. 有些水果也容易过敏，因此要从不易过敏的苹果、香蕉等加起，而芒果、菠萝等水果最好1岁后再添加。

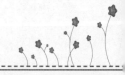

1. 多喝白开水，适量饮用绿豆汤。

理由： 调整宝贝的体质，让夏天不再炎热。

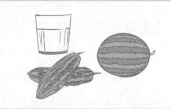

白开水： 纯净的白开水最容易解渴，它进入体内后可以立即进行新陈代谢、调节体温、输送养分及清洁身体内部的功能，尤其是夏天，宝宝多喝白开水不仅可以解暑降温，还能补充丢失的水分，是最安全的补水选择。

绿豆汤： 绿豆汤有清热解毒、止渴消暑的功效，是非常适合夏季的饮品。值得注意的是，宝宝要适量饮用绿豆汤，过量饮用容易导致腹泻或消化系统免疫力降低。

2. 巧吃降暑瓜果。

理由： 给宝宝降温的同时还能补充维 C，营养又健康。

夏季的瓜果都很新鲜，可以防暑降温，补充人体所需的水分、维生素及矿物质，需要注意的是，刚从冰箱里拿出来的水果，尤其是西瓜，最好在常温下放置 2~3 个小时再给宝贝吃。这是因为在冰箱里冰过的水果，寒性太大，容易伤及宝宝脾胃。其他瓜果还有：黄瓜、丝瓜、苦瓜、冬瓜等。

3. 清凉寝具不可少，最好用草席或亚麻席。

理由： 能让宝宝在闷热的夏夜里，睡个清凉好觉。

凉席、凉枕这些在夏季里不可少的清凉寝具有"天然植物空调"之美誉，常温下可使人体的实感温度下降 4℃左右。由于宝宝体质虚弱，神经系统尚未发育成熟，体温调节功能弱，最好选用草席，亚麻席。凉席有一个缺点，就是它不吸汗。如果宝宝出汗比较多，可以在凉席上再铺一层薄薄的床单或纱布。

4. 勤洗澡，多游泳。

理由： 降温速度快，防痱助发育。

勤洗澡： 洗澡不仅可以帮助宝宝降温，还是预防痱子的有效办法。洗澡水里还可以加些金银花，清热又祛暑。

多游泳： 夏天，最凉快的地方莫过于水里了，让宝宝多游几次泳，既强身健体又能让水分蒸发帮助散热，帮汗水离开人体。

夏季又要来到了，气温不断升高，妈妈开始为宝贝的胃口担心起来，想要宝宝在夏季吃得香，吃得好，妈妈需要注意以下几点：

1. 多吃清热利湿的食物。

夏季炎热，湿气渐盛，应多给宝宝吃一些清热利湿的食物。

苦瓜：有消暑解毒的功效；西瓜：可以消暑利湿；乌梅：有解毒、除烦、止泻、镇咳等作用；番茄：营养丰富，有清热、解毒、止渴的功能；黄瓜：可以清热、利水、消暑；绿豆：能够清热解毒。

2. 多给宝贝喝温白开水。

婴幼儿每日从奶及其他食物中可获得800毫升的水，但在夏季需摄入1100～1500毫升的水才能满足身体的需要。因此，妈咪应多给宝贝喝温白开水，可以起到解暑和缓解便秘的双重作用。

3. 让宝宝少食冷饮。

有的妈妈喜欢给宝宝在夏天吃饮料和冷饮，认为这些是解暑佳品。但冷饮吃得过多会冲淡胃液，并刺激胃肠道，使蠕动亢进，缩短食物在消化道内的停留时间，从而影响营养的吸收。而且，多数饮料含糖分较高，会使宝贝食欲更低下。所以，妈妈一定要控制宝宝吃饮料和冷饮，6个月以下的宝宝应绝对禁食冷饮。

4. 饮食多样化。

由于宝宝夏季的食欲较差，妈妈给宝宝添加辅食时要尽量多换品种，如猪肝番茄营养米粉、鱼肉蔬菜营养米粉、鸡肉蔬菜米粉等可以调换着吃。较大的宝宝可以多吃些鱼、虾、豆制品、新鲜蔬菜。食物要含脂肪较低，口味宜清淡。如果在凉拌菜中加些醋或蒜泥，既可调味，又可杀菌，还能起到增加食欲的作用。

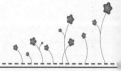

秋季上火多吃三种蔬菜

秋季干燥，宝宝容易上火，在饮食调理上，妈妈们也是可以有办法的。以下是几种降火的蔬菜，宝宝多吃可以降火哦！

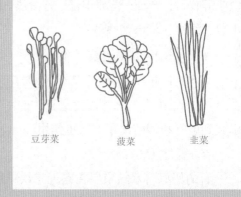

豆芽菜　　　菠菜　　　韭菜

1. 豆芽菜。

豆芽具有清热的功效，有利于肝气疏通、健脾和胃。

绿豆芽具有清热解毒、利尿除湿的作用，适合口干口渴、小便赤热、便秘、目赤肿痛等人群食用。黄豆芽健脾养肝，有助于预防口角发炎。

推荐吃法：豆芽肉片汤。

2. 韭菜。

韭菜是养阳的蔬菜，春天气候冷暖不一，可以多吃一些，而且多吃韭菜还可增强人体的脾胃，对肝功能也有益处。

推荐吃法：韭菜煮猪血。

3. 菠菜。

菠菜具有滋阴润燥、舒肝养血等作用，是春天里最适合养肝的蔬菜，而且菠菜利于肠胃，有助于人体排毒，对口臭、大便干硬的上火症状会较好的缓解效果。

推荐吃法：菠菜泥或菠菜汁。

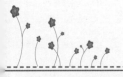

1. 秋季居家必备粥。

刚刚进入秋季，宝宝会有脾胃功能减弱的现象，而粥正是此时调节脾胃最好的食品，秋后早晨喝粥，既可怯秋凉，又能防秋燥、和中健胃，如果适当加入一些健脾润燥益肺的食物或药材如百合、银耳，则对身体更有裨益。

2. 不可不喝蜂蜜。

在秋季里吃蜂蜜，可以防止"秋燥"对于人体的伤害，起到润肺、养肺的作用。而且比起白开水，宝宝们更容易接受甜甜的蜂蜜水。

3. 秋燥克星梨子。

吃生梨能明显解除上呼吸道感染患者所出现的咽喉干、痒、痛以及便秘、尿赤等症状；梨煮饮则有滋润喉头、补充津液的功效；蒸梨可以起到滋阴润肺、止咳祛痰的作用。

4. 祛除虚火萝卜。

萝卜能够调理脾胃，对秋季常见的消化不良、风热型感冒、扁桃体炎、咳喘多痰、咽喉痛等疾病也有辅助治疗作用。

5. 滋阴润肺百合。

百合对秋季气候干燥而引起的多种季节性疾病有一定的防治作用。鲜百合具有养心安神，润肺止咳的功效，对人非常有益。

6. 应节良品秋藕。

秋季的藕脆嫩多汁，甜味浓郁，容易消化，富含铁、钙等微量元素，植物蛋白质、维生素，淀粉含量也很丰富，有明显的补益气血，增强人体免疫力作用。

7. 素中之宝木耳。

木耳能够滋阴、润肺、生津、降血脂。木耳中铁、钙、磷含量丰富，富含维生素C，所特有脂肪质和植物胶质滋养效果极佳，木耳还有排毒的作用。

8. 荤食首选鸭肉。

鸭性寒凉，具有滋阴养胃，利水消肿的作用，适宜于滋阴养津以防秋燥，鸭肉

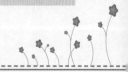

适合身体虚弱、患病初愈、时常上火的宝宝,可以说鸭是金秋荤食中的第一滋补佳品。

9. 病后佳品芋头。

芋头富含淀粉,营养丰富,还含有丰富的蛋白质、碳水化合物及钙、磷、铁等微量元素。芋头质地软滑,容易消化,有健胃作用,特别适宜脾胃虚弱者食用,更是秋季里宝宝和老人的食用佳品。

10. 抗病先锋菜花。

菜花质地细嫩,易消化吸收,适宜于宝宝和脾胃虚弱、消化功能不强者食用。菜花能刺激细胞制造对机体有益的保护酶—Ⅱ型酶,它能使小肠粘膜中活性提高 30 倍,从而使体细胞中的微粒体多功能氧化酶系统,有能力分解进入人体内的致癌物和其他有害化合物,以使人体长期处于良性循环状态。

104 宝宝秋季保健汤品

1. 银莲百合羹。

作用:滋燥润肺,补脾宁心,是秋季调理身体的佳品。一般宝宝可常食。口燥咽干或肺燥干咳无痰者,亦可食用。

2. 沙参玉竹瘦肉汤。

作用:养阴润燥,益胃生津。适合于胃阴不足,口燥咽干,胃纳欠佳,大便干结的小儿,或肺燥干咳者。皮肤干燥、粗糙如鳞状者,常饮此汤,疗效显著。一般宝宝秋季饮用,润燥生津。注意:患感冒或大便稀溏的宝宝,暂不宜食用。

3. 雪梨南杏润肺汤。

作用:此汤清肺热,润肺燥,止咳化痰。适合口燥咽干,肺燥干咳,大便秘结者饮用。一般宝宝饮用,对预防咽喉炎有一定疗效。

4. 苹果蜜枣瘦肉汤。

作用:养阴润肺,益胃生津,润筋脉。适用于秋天气候干燥,干咳无痰,皮肤干燥。一般小儿秋季常食,润燥生津。

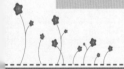

1.秋季必吃：炖排骨。

功效：既可补充优质蛋白质，同时也可补充钙、磷等矿物质。一些妈妈误认为排骨的营养经过长时间的炖煮已完全融入到汤中，其实是不正确的认识。

2.秋季必吃：虾仁蛋饺。

功效：虾仁和鸡蛋都是优质蛋白质食物，虾仁同时含有大量的矿物质，容易消化吸收，是宝宝最佳补蛋白质食品。绿叶蔬菜可补充维生素和矿物质。

3.秋季必吃：鱼泥豆腐羹。

功效：鱼肉和豆腐都是高蛋白食品，有助于增强抵抗力，促进生长发育。

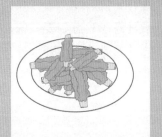
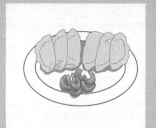
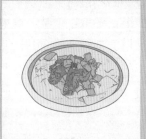

1. 冷饮西瓜需慎食。

秋季宝宝易生消化系统疾病，需特别注意饮食卫生，少吃冷饮，以免对幼嫩的肠胃造成刺激；再有，西瓜属性寒之果品，秋季多食易伤脾胃，因此不宜让宝宝多吃。

秋天天气逐渐转凉，是流行性感冒多发的季节，妈妈们要注意在日常饮食中让宝宝多吃一些富含维生素 A 及维生素 E 的食品，增强肌体免疫力，预防感冒，奶制品、动物肝脏、坚果都是不错的选择；另外，秋季是收获的季节，果蔬丰富，大部分绿色蔬菜及红黄色水果中都富含大量维生素，建议宝宝多吃。

2. 饮食饮水防秋燥。

秋季天干物燥，饮食不当很容易出现嘴唇干裂、鼻腔出血、皮肤干燥等上火现象，因此妈妈们应注意多给宝宝吃些润燥生津、清热解毒及有助消化的水果蔬菜，如胡萝卜、冬瓜、银耳、莲藕、香蕉、柚子、甘蔗、柿子等，还要注意少食葱、姜、蒜、辣椒等辛辣食物；另外，及时为宝宝补充水分也是相当必要的，除日常饮用白开水外，妈妈们还可以用雪梨或柚子皮煮水给宝宝喝，同样能起到润肺止咳、健脾开胃的功效。

3. 秋季饮食防感冒。

秋季天气逐渐转凉，是流行性感冒多发的季节，妈妈们要注意在日常饮食中让宝宝多吃一些富含维生素 A 及维生素 E 的食品，增强肌体免疫力，预防感冒，奶制品、动物肝脏、坚果都是不错的选择；另外，秋季是收获的季节，果蔬丰富，大部分绿色蔬菜及红黄色水果中都富含大量维生素，建议宝宝多吃。

每年 9 ～ 12 月份，多数 6 个月 ～ 3 岁年龄的宝宝会面临"秋季腹泻"的肆意攻击。有人说，"秋季腹泻"势凶猛于虎！超高发病率、起病急、强持久性、脱水、并发症、高死亡率…，我们首先要辨清哪些腹泻是"秋季腹泻"，以便防患于未然，并及时针对性治疗。防腹泻，先从饮食说起。

(1) 根据机体在腹泻时有水分大量丢失之特点，宜增加流质饮食的摄入，如牛奶、藕粉、菜汁、果汁、鸡蛋汤、软面和稀粥等。这些流质饮食易于消化吸收，并含有人体所需的大量电解质。

(2) 在饮食中适当添加一些水果和蔬菜，如西红柿，土豆，茄子，黄瓜，柑橘和红果等，不仅能够补充丰富维生素 C 和 B，而且能起到止泻、收敛作用，还可增加体内津液。鸡蛋羹摄入后也有收敛作用，并可保护胃肠黏膜和溃疡面。

(3) 宝宝患病或大病初愈时要注意少量多餐，不可一开始就吃的过多，防止增加胃肠道负担而引起消化不良，腹胀等。另外，宝宝要注意少吃油腻和含粗纤维过多的食物如韭菜、芹菜，辣椒和动物油脂，避免加快胃肠蠕动而不利于病症修复。香蕉和梨等水果也不可多吃。

(4) 小儿秋季腹泻大多数为肠道病毒感染所致，对抗生素无效，故而必须谨慎使用抗生素，以避免造成抗生素的滥用。针对小儿秋季腹泻，可用如霍香正气水、黄连素和正气胶囊等口服，以抗炎祛毒，调理脾胃，促进病情好转。一般情况下，宝宝秋季腹泻如果次数不多，可不用禁食，婴儿可正常哺乳。如果腹泻严重则需短暂禁食，病情好转后先从流质、易消化的饮食开始，切忌过早食用肉、蛋等不易消化的食物，但牛奶和鱼并不禁忌。

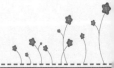

1. 干果和绿叶蔬菜。

干果和绿叶蔬菜是镁和叶酸的最好来源，缺少镁和叶酸的身体容易出现焦虑情绪。镁是重要的强心物质，可以让心脏在干燥的季节保证足够的动力。叶酸则可以保证血液质量，从而改善神经系统的营养吸收。宝宝可以适量多吃点胡桃、瓜子、榛子、菠菜、芹菜、生菜等。

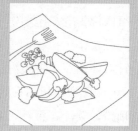

2. 豆类和谷类。

豆类和谷类含有 B 族维生素。维生素 B1 是营养人体神经末梢的重要物质；维生素 B_6 有稳定细胞状态、提供各种细胞能量的作用。维生素 B_1 和 B_6 在粗粮和豆类里面含量最为丰富，宝宝秋季可以每周吃 3～5 次粗粮米饭或者是粥，如大麦米、薏米、玉米粒、红豆、黄豆和大米等。

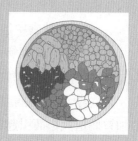

3. 藕。

鲜藕中含有很多容易吸收的碳水化合物、维生素和微量元素等。藕能使宝宝清热生津、润肺止咳，还能补五脏。藕可以生吃，也可以与其它食品搭配。6 个月以上的宝宝，可以把藕与蜂蜜蒸在一起给宝宝吃，把藕切成小片，上锅蒸熟后捣成泥，与蜂蜜混匀。

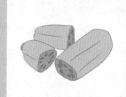

4. 南瓜。

南瓜可以防止宝宝嘴唇干裂、鼻腔流血及皮肤干燥等症状，可以增强肌体免疫力，改善秋燥症状。给宝宝吃南瓜要适量，一天的量不宜超过一顿主食，也不要太少。小点的宝宝，可以做点南瓜糊，把南瓜蒸熟后，依次加入糖、牛奶、鸡蛋，然后煮熟即可。大点的宝宝用南瓜拌饭也很好。

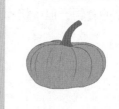

1. 梨子。

吃生梨能明显解除上呼吸道感染患者所出现的咽喉干、痒、痛以及便秘、尿赤等症状；梨煮饮则有滋润喉头、补充津液的功效；蒸梨可以起到滋阴润肺、止咳祛痰的作用。

2. 萝卜。

萝卜能够调理脾胃，对秋季常见的消化不良、风热型感冒、扁桃体炎、咳喘多痰、咽喉痛等疾病也有辅助治疗作用。

3. 百合。

百合对秋季气候干燥而引起的多种季节性疾病有一定的防治作用。鲜百合具有养心安神，润肺止咳的功效，对人非常有益。

4. 秋藕。

秋季的藕脆嫩多汁，甜味浓郁，容易消化，富含铁、钙等微量元素，植物蛋白质、维生素，淀粉含量也很丰富，有明显的补益气血，增强人体免疫力作用。

5. 木耳。

木耳能够滋阴、润肺、生津、降血脂。木耳中铁、钙、磷含量丰富，富含维生素 C，所特有脂肪质和植物胶质滋养效果极佳，木耳还有排毒的作用。

6. 鸭肉。

鸭性寒凉，具有滋阴养胃，利水消肿的作用，适宜于滋阴养津以防秋燥，鸭肉适合身体虚弱、患病初愈、时常上火的宝宝，可以说鸭是金秋荤食中的第一滋补佳品。

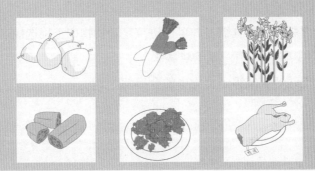

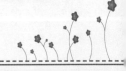

秋季天气凉爽，比较适合断乳，但是又是腹泻等疾病多发的季节，如果饮食不佳，导致腹泻等，不仅影响宝宝断奶，而且还会影响宝宝的食欲，造成宝宝营养不良。所以，爸爸妈妈在宝宝饮食方面应多加注意。

1. 每天先给宝宝减掉一顿奶，相应加大宝宝的辅食量。

如果1周后妈妈感到乳房不太发胀，宝宝消化和吸收的情况也很好，可以尝试再减去一顿奶，并加其他辅食的量，逐渐断乳。给宝宝减掉的这顿奶，应该是白天的一餐奶，因为白天吸引宝宝的东西较多，可以分散宝宝的注意力，使宝宝更加容易接受。

2. 每天还是要喝配方奶。

宝宝断乳后，身体就会缺少了一种优质蛋白质的来源，所以除了给宝宝吃鱼、肉、蛋外，每天还是要喝配方奶，它是断乳后的宝宝理想的蛋白质来源之一。给宝宝的辅食制作得要细、软、烂、碎。因为1岁左右的宝宝只长出6～8颗牙齿，胃肠功能还未发育完善，而且食物种类要多样，这样才能让宝宝得到丰富均衡的营养。

3. 增加宝宝进餐次数。

宝宝的胃很小，可对于热量和营养的需要却相对很大，不能一餐吃得太多，最好的方法是每天让宝宝进5～6次餐。

4. 给宝宝吃的食物色、香、味要俱全。

这样才能增强宝宝进食的兴趣，让宝宝顺利地断乳，不再去想妈妈的母乳。

5. 不给宝宝喂母乳时，宝宝的进餐环境一定要良好。

这样有助于增强宝宝的食欲，并可促进宝宝对食物的正确选择。

6. 不要给宝宝吃大人咀嚼过的食物。

既不卫生又无法让宝宝得到食物中的全部营养。

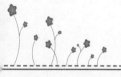

立秋后的饮食规范

经过一个夏季后，宝宝的身体消耗很大，因此，寒凉类的食物，如西瓜、香瓜、黄瓜等，都要适可而止。"增酸"的目的是为了增强肝脏的功能，所以要多吃酸味的水果和蔬菜，如橘子、柠檬、猕猴桃和番茄等。

1. 清热解暑要继续。

清热解暑类食品既能消暑、敛汗补液，还能增进食欲。因此喝些绿豆汤，或者吃些莲子粥、百合粥和薄荷粥很有益处。多吃一些新鲜水果蔬菜，既可满足宝宝所需要的营养，又可补充经排汗而丢失的钾。

2. 寒凉饮食适当少。

西瓜、香瓜、黄瓜不能像盛夏一样毫无顾忌地大吃特吃了。经过一个夏季后，宝宝的身体消耗很大，因此，寒凉类的食物，如西瓜、香瓜、黄瓜等，都要适可而止。

3. 少辛增酸益肝肺。

爱吃辛辣刺激食物的宝宝要克制一下了。夏季吃些辛辣食物可以增加食欲，但是立秋后要适当减少。因为秋天要收肺气，而辛味太盛则伤肺。"增酸"的目的是为了增强肝脏的功能，所以要多吃酸味的水果和蔬菜，如橘子、柠檬、猕猴桃和番茄等。

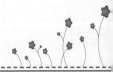

112　宝宝冬季饮食需注意的事儿

1. 合理膳食，控制脂肪。

很多妈妈认为：冬天气温较低，宝宝们为了抵抗寒冷就要消耗更多的热量，因此需多吃一些高热量、高脂肪的食物。其实这种观点是很错误的，冬季宝宝们的运动量相对较小，如果一味地胡吃海塞的话，来年肯定会变成一个"小胖墩"。因此冬季里，妈妈们应特别注意为宝宝合理搭配饮食，控制脂肪摄入。

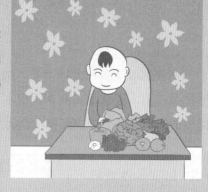

2. 补充钙质，必不可少。

冬季，宝宝们户外活动时间大大缩减，与阳光"亲密接触"的机会也相应减少，很容易出现缺钙的现象，妈妈们除了遵照医嘱为宝宝适量口服鱼肝油补充维生素 D 外，还应让他们多吃一些富含钙质的食物，如奶制品、豆制品、鱼虾等。

3. 多吃富含维生素的食物。

冬季寒冷干燥，宝宝们很容易患上感冒等疾病，妈妈们应多让他们吃一些富含维生素的食物，以增强肌体免疫力，苹果、橘子、柚子、动物肝脏、大白菜、油菜、马铃薯、红薯、胡萝卜都是不错的选择。

4. 注意膳食纤维的补充。

冬季里，宝宝运动少，较易出现大便干燥的问题，因此应注意膳食纤维的补充。妈妈们可让宝宝适当多吃菠菜、芹菜、高粱、玉米、黄豆等富含膳食纤维的食物。

5. 少食生、冷食品。

冬季，妈妈们应注意让宝宝少食生、冷食品，以免刺激肠胃，造成腹痛、腹泻。另外，建议妈妈们多采用炖、煮、蒸、煲、烩等烹调方式。

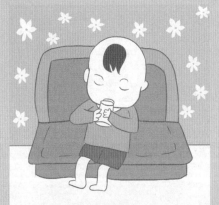

冬季天气干燥，宝宝最常遇见的疾病就是便秘。究其原因，有多方面的因素。首先，冬季天冷，宝宝运动减少，汗液分泌减少，宝宝饮水的渴望也少了，如果爸爸妈妈不及时为宝宝补充水分，就容易导致宝宝体内缺水，造成大便干结，严重时会便秘。其次，宝宝挑食、偏食，喜吃零食，不吃饭菜，这样，体内的纤维素缺乏，不能有效促进肠胃蠕动，便秘自然会产生。还有就是饭菜过于精致。

爸爸妈妈为了增强宝宝的食欲，挑选精米、精面等，反而使粗粮的摄入减少，不利于促进肠道蠕动，容易引发便秘。针对以上情况，爸爸妈妈要想宝宝远离便秘，日常生活中应注意如下几点：

1. 及时为宝宝补充水分。

千万不要借用果汁帮宝宝解渴。果汁浓度大，并不能起到补水的目的，反而会影响宝宝的胃口，使之反感白开水。

2. 合理搭配饮食。

不要让宝宝养成吃零食的习惯。平时爸爸妈妈可以多改变一下菜式和种类，增加宝宝食欲，让宝宝爱上吃饭。此外，多补充一些利尿排便的食物，促进宝宝消化吸收。

3. 多吃含纤维素多的食品。

纤维素能促进肠道的蠕动，有助消化，妈妈们不要过分讲究食品的精致，多注意营养的均衡全面。

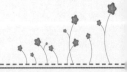

宝宝冬季容易受凉咳嗽，如果不注意饮食，只会让病情恶化，所以，冬咳宝宝的饮食，爸爸妈妈一定要严格把关，为了宝宝的健康，坚决说"不"。

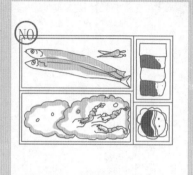

1. 不吃鱼腥类食物。

鱼腥类食物会刺激呼吸道，使咳嗽变得更加严重，尤其是对"风热咳嗽"表现最为突出。而对鱼、虾等过敏的宝宝更加要忌食，其中带鱼、白鲢等的损害最严重。

2. 不吃冰冷性食物。

咳嗽主要是由肺部的疾病造成的，如果饮用冷饮或寒冷食物，会使肺气闭塞，加重病情。爸爸妈妈不应让宝宝饮食寒冷食品。

3. 不吃甜酸的食物。

甜、酸食物能激起宝宝的食欲，但却会给咳嗽的宝宝带来麻烦。甜的食物会加剧宝宝咳嗽的程度，使犯病处的炎症久治不愈；酸性食物会敛痰，使宝宝的痰咳不出来。

4. 不吃油炸的食品。

油炸食品不易消化，会导致肠胃负担加重，影响宝宝营养的吸收。最主要的是，宝宝咳嗽是由肺热引起的，油炸食品内热，只会使咳嗽加重。

5. 不吃太咸的食品。

宝宝咳嗽时应吃清淡的食物，太咸的食品会使宝宝炎症更加严重，加剧咳嗽的程度。同时，减少了唾液的分泌，使各种病菌、病毒趁虚而入，引起更严重的病症。

水痘最好不要吃哪些食物？

冬春季节是宝宝水痘多发的季节，而饮食对宝宝病情的恢复起着重要的作用，如果没吃对食物，不仅病好不了，还可能加重病情。下面我们来看一看长有水痘的宝宝在饮食上应该有什么禁忌吧！

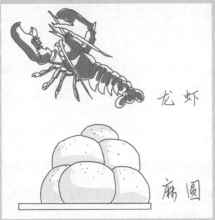

1. 发之物。

水痘与麻疹虽都为发疹性热病，麻疹贵于透解，需用发物。而水痘则宜清热，不可运用发物，食用发物后会使水痘增多、增大，从而延长病程，故疾病初期禁食发物，如芫荽（香菜）、酒酿、鲫鱼、生姜、大葱、羊肉、雄鸡肉、海虾、鳗鱼、南瓜等。

2. 辛辣之物。

水痘与其他热性病一样，忌食辛辣之品，辛辣之品可助火生痰，使热病更为严重，这类食品如辣椒、辣油、芥末、咖喱、大蒜、韭菜、茴香、桂皮、胡椒等。

3. 油腻之物。

水痘患儿常因发热而出现食欲减退、消化功能不良等情况，故忌食油腻之物，如油煎、油炸的麻球、巧果、麻花、炸猪排、炸牛排、炸鸡等各种油腻碍胃之品，这类食品难以消化，会增加胃肠道的负担。

4. 热性食品。

水痘的治疗宜用清热解毒为主，故食物中属热性的不可服用，这类食品有狗肉、羊肉、鹿肉、雀肉、蚕豆、蒜苗、韭菜、龙眼肉、荔枝、大枣、粟米等。

5. 禁用补药和热药。

如人参、鹿茸、附子、茴香、肉桂、仙灵脾等。

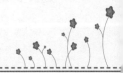

冬季补铁正当时

冬季是宝宝进补长膘的好时节，对于宝宝不可或缺的铁，冬季正是好时机。一般来说，6个月内的宝宝通过母乳喂养基本上可以满足铁的供给，6个月后则应适当添加一些含铁的食品，早产儿和低体重宝宝可能除了喂母乳之外，还需补充铁剂。

1. 宝宝体内缺铁原因。

妈妈母乳中或者人工喂养的牛奶中铁含量低，没能为宝宝提供充足的铁；没有及时补充铁，造成宝宝生长发育铁的需求量跟不上；因长期消化不良、肠道疾病导致铁丢失，以上都是造成宝宝缺铁的原因。

2. 含铁丰富的食物：

蛋黄，瘦肉，鱼，虾，豆类；动物肝脏、肾脏、血；绿叶蔬菜如苋菜，荠菜，番茄，芹菜等；水果如桃，李，杏，红枣，葡萄干等；其他如核桃，红糖，海带，黑木耳等。动物性食物中的铁比植物性食物中的铁容易吸收利用。

3. 促进和抑制铁吸收的食物。

促进铁吸收的食物有：脂肪，氨基酸，果糖和富含维生素C的食品，如苹果，番茄，马铃薯，椰花菜等。抑制铁吸收的食物有：咖啡，茶，牛乳，植物酸等。

宝宝冬季值得推荐的汤品

1. 雪梨炖冰糖。

作用：清心润肺、清热生津。适合于燥咳痰稠或小儿口干渴、面赤唇红者饮用。秋天气候干燥，儿童可作日常饮品。

2. 苹果蜜枣瘦肉汤。

作用：养阴润肺、益胃生津、润筋脉。适用于秋季天气干燥、干咳无痰、皮肤干燥。

3. 红萝卜玉竹马蹄鱼头汤。

作用：清热润燥、滋养皮肤。是秋季气候干燥，调养身体的佳品。

4. 南瓜红枣排骨汤。

作用：南瓜性味甘温，补中益气，红枣能补脾和胃，益气生津，排骨能补联阳益通髓，有滋阴调燥之功，江瑶柱有补肝肾，温五脏之功。

118 提高宝宝抵抗力的菜肴推荐

冬季是宝宝体重迅速增加的季节，但同时，它也是各种传染病多发季节。为了增强儿童的免疫力，宝宝的食物以优质蛋白质为主，以增强儿童的抵抗力；同时，补充矿物质、维生素，弥补夏季大量出汗；适当补充含热量高的食物，增加热量抵御寒冷。因此，在食物的选择上可考虑增加一些象牛肉、鱼、鸡等肉类食品或豆制品；食物在制作方法上多采取炖、炒、烧等方法，多补充一些汤水，以减缓气候干燥对宝宝的不良影响。当然，新鲜水果和蔬菜是宝宝一年任何时间都不能被忽略的。

1. 红枣 。

适用于脾胃虚弱、气血不足、神疲乏力、易感冒的宝宝。枣含有糖、钙、磷、铁、维生素 C、维生素 P 等，是"天然的维生素丸"，具有补益脾胃，养血安神功效，近年还发现有增加环磷酸腺苷活性、强身、保肝、抗变态反应等作用。

2. 优酪乳。

幼儿正值身体快速增长及脑神经发育期，对蛋白质及钙质的需求量相当高。所以乳类制品为婴幼儿期最佳的营养来源。优酪乳是乳制品中，可以兼顾营养与改善肠道环境的饮品，很适合儿童期的需要，不过，宝宝要到满 1 岁以后才能喝。

3. 鹌鹑蛋 。

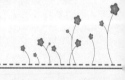

适合营养不良、易感冒的宝宝食用。鹌鹑蛋含有高质量蛋白质，磷、钙、铁、芦丁、芸香等。具有补益气血，强身健脑等作用。

4. 青鱼。

适用于脾胃虚弱、体弱多病的宝宝。青鱼肉中含有核酸及锌等微量元素，可增强体质；也是营养佳品，有补气化湿、养胃醒脾功效。

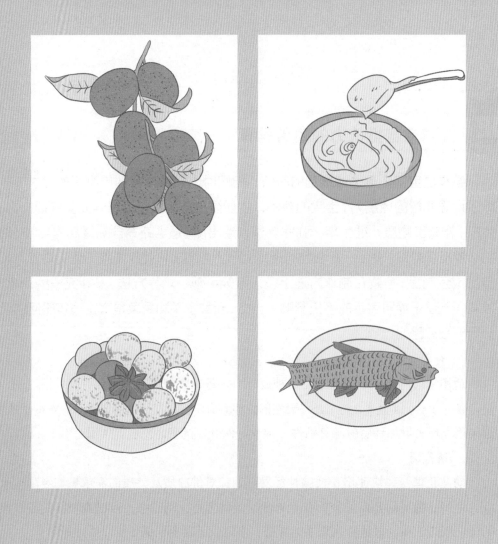

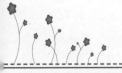

宝宝冬季御寒吃什么？

寒冷气候使人体氧化功能加快了，维生素 B_1、B_2 代谢也明显加快，饮食中要注意及时补充。同时天气寒冷，体内能量消耗多，要多补充产热量高的食品，整体的饮食也应均衡。

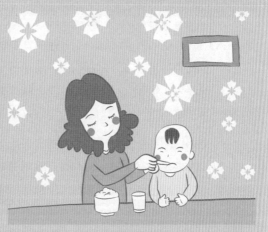

1. 增加御寒食物的摄入。

在寒冷的冬季，往往使人觉得因寒冷而不适，而且有些人由于体内阳气虚弱而特别怕冷。因此，在冬季要适当用具有御寒功效的食物进行温补和调养，以起到温养全身组织、增强体质、促进新陈代谢、提高防寒能力、维持机体组织功能活动、抗拒外邪、减少疾病的发生。祖国医学认为，在冬季应吃性温热御寒并补益的食物，如羊肉、狗肉、甲鱼、麻雀、虾、鸽、鹌鹑、海参、枸杞、韭菜、胡桃、糯米等。

2. 增加产热食物的摄入 。

由于冬季气候寒冷，机体每天为适应外界寒冷环境，消耗能量相应增多，因而要增加产热营养素的摄入量。产热营养素主要指蛋白质、脂肪、碳水化合物等，因而要多吃富含这三大营养素的食物，尤其是要相对增加脂肪的摄入量，如在吃荤菜时注重肥肉的摄入量，在炒菜时多放些烹调油等。

3. 补充必要的蛋氨酸。

蛋氨酸可通过转移作用，提供一系列适应耐寒所必需的甲基。寒冷的气候使人体尿液中肌酸的排出量增多，脂肪代谢加快，而合成肌酸及脂酸、磷脂在线粒体内氧化释放出的热量都需要甲基，因此，在冬季应多摄取含蛋氨酸较多的食物，如芝麻、葵花籽、乳制品、酵母、叶类蔬菜等。

4. 多吃富含维生素类食物。

由于寒冷气候使人体氧化产热加强，机体维生素代谢也发生明显变化。如增加摄入维生素 A，以增强人体的耐寒能力。增加对维生素 C 的摄入量，以提高人体对寒冷的适应能力，并对血管具有良好的保护作用。维生素 A 主要来自动物肝脏、胡萝卜、深绿色蔬菜等食物，维生素 C 主要来自新鲜水果和蔬菜等食物。

5. 适量补充矿物质 。

人怕冷与机体摄入矿物质量也有一定关系。如钙在人体内含量的多少，可直接影响人体的心肌、血管及肌肉的伸缩性和兴奋性，补充钙可提高机体的御寒能力。含钙丰富的食物有牛奶、豆制品、海带等。食盐对人体御寒也很重要，它可使人体产热功能增强，因而在冬季调味以重味辛热为主，但也不能过咸，每日摄盐量以最多不超过 6 克为宜。

6. 注重热食 。

为使人体适应外界寒冷环境，应以热饭热菜用餐并趁热而食，以摄入更多的能量御寒。在餐桌上不妨多安排些热菜汤，这样既可增进食欲，又可消除寒冷感。

120 宝宝冬季饮食小技巧

冬天，严寒的气候使得体弱小宝宝很轻易患感冒，而且也是各种传染病的多发期。专家表示：除了日常做好宝宝的日常护理外，假如在这段时期里，妈妈能了解冬季饮食的基本原则，就可以从饮食入手，增强宝宝的身体抗寒和抗病力。

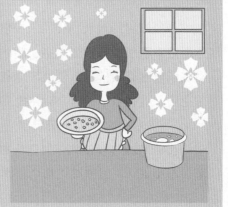

1. 冬季蔬菜不可少 。

有些宝宝"讨厌"吃蔬菜，妈妈不要急着强

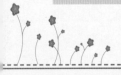

行逼宝宝吃，那样会使宝宝更厌恶蔬菜。不如换种方法，从扩大蔬菜品种着手，例如：从绿叶菜（如：青菜、菠菜、蓬蒿菜、豆苗等）、甘蓝族蔬菜（如：卷心菜、包心菜、花菜等）、根茎类菜（如：土豆、萝卜、冬笋、胡萝卜等）、菌菇类等各种蔬菜中去挑选他爱吃的蔬菜。不过，这个过程可能会有些长，为了让宝宝自己接纳蔬菜饮食，妈妈还是要耐心，耐心，再耐心。

2. 选适于冬季吃的水果。

苹果、梨、猕猴桃、香蕉、柚子、桔子等都是不错的选择。

3. 选适于冬季吃的动物性食品。

猪肉、牛肉、羊肉、鸡肉、鱼、虾等能为宝宝提供足够的能量哦。同时，豆制品是冬季菜肴很好的原料，例如，豆腐干与红烧肉同煮，内酯豆腐做肉羹或鱼羹、白菜猪肉豆腐煲等，都是适合宝宝的营养佳肴。

121 冬季感冒咳嗽宝宝的饮食禁忌

感冒咳嗽的宝宝脾胃虚弱，饮食方面应该有所节制才能使病情早日转好。这种情况下的宝宝不宜吃生冷辛辣的食品，以免伤脾胃，加重病情。

1. 寒凉食物。

咳嗽时不宜吃冷饮或冷冻饮料。中医认为"形寒饮冷则伤肺"，就是说身体一旦受了寒，饮入寒凉之品，均可伤及人体的肺脏，而咳嗽多因肺部疾患引发的肺气不宣、肺气上逆所致。此时如饮食过凉，就容易造成肺气闭塞，症状加重，日久不愈。

2. 肥甘厚味食物。

中医认为咳嗽多为肺热引起，宝宝尤其如此。日常饮食中，多吃肥甘厚味可产生内热，加重咳嗽，且痰多粘稠，不容易咳出。油炸食物也不要多吃。

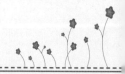

第二节　宝宝四季食谱推荐

春季食谱推荐

122　鲜虾肉泥（5～6个月）

营养导航：虾含磷、钙、铁及维生素A、维生素B_1、尼克酸、优质蛋白质、脂肪等，有补肾益气等作用，有利于婴儿健康成长。

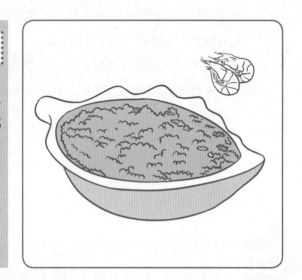

原料：鲜虾肉50克，香油1克，米汤30毫升。

制作方法：

1. 取鲜虾，将皮剥干净，洗净虾肉，放入碗内。
2. 加水少许，上笼蒸熟，一般在5分钟左右。
3. 将虾肉用勺捣烂，或放搅拌机打成泥。
4. 加适量的香油、米汤搅拌即成。

123 肉蛋豆腐粥（7个月）

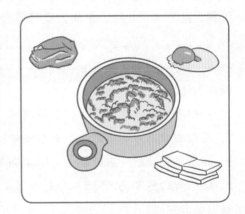

营养导航： 蛋白质、脂肪、碳水化合物比例搭配适宜，还富含锌、铁、钠、钾、钙和维生素A、维生素B、维生素D，具有补肾养血的功效。

原料： 粳米30克，瘦猪肉25克，豆腐15克，鸡蛋半只，食盐少许。

制作方法：

1. 将瘦猪肉剁为泥，豆腐研碎，鸡蛋去壳，将一半蛋液搅散。

2. 将粳米洗净，酌加清水，文火煨至八成熟时下肉泥，续煮至粥成肉熟。

3. 将豆腐、蛋液倒入肉粥中，旺火煮至蛋熟，调入食盐即可。

124 红枣鸡丝莲子粥（8个月）

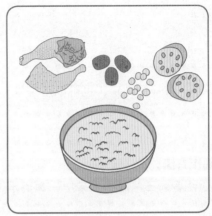

营养导航： 莲子富含蛋白质、多种维生素和矿物质以及微量元素，热量也较高，尤其是很好的钙源、磷源；鸡丝蛋白质丰富，红枣补血，该粥是很不错的补品。

原料： 红枣 1 ~ 2 颗、去油去皮鸡腿肉 25 克、莲子 20 克、白软饭 1/4 碗。

制作方法：

1. 将红枣以温开水泡软后，去除果核，取其果肉切碎待用。

2. 将鸡腿肉以滚水烫熟后，撕成细丝待用。

3. 将莲子洗净后，去除莲心，以电锅蒸熟后，压碎待用。

4. 将压碎的莲子、红枣泥及白软饭置于锅中，加约 200 毫升水，以中火煮成粥后，佐以细鸡丝即完成。

125 龙骨玉米汤 （9 个月）

营养导航： 玉米排骨汤中含有丰富的不饱和脂肪酸，尤其是亚油酸的含量高达 60% 以上，它和玉米胚芽中的维生素 E 协同作用，玉米可降低血液胆固醇浓度并防止其沉积于血管壁。维生素 E 还可促进人体细胞分裂，延缓衰老。

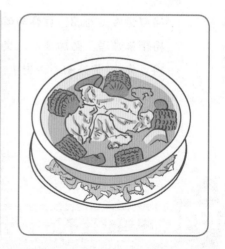

原料： 骨（筒骨），也可以用排骨；玉米；胡萝卜。

制作方法：

1. 龙骨和玉米放一大碗中，加满水，加盐。

2. 放滚水锅里隔水大火蒸 50 分钟（或用高压锅压 20 分钟）。

3. 若用其它辅料可先将龙骨煮熟，再加入辅料，加盐，用中高火再煮 15 分钟。

126 蔬菜鱼肉粥(10 ～ 11个月)

营养导航： 鱼肉鲜嫩润滑，既容易消化又含有蛋白质等多种营养成分。每周吃上 2~3 次，对宝宝的大脑发育很有益。需特别注意的是鱼刺一定要剔净，宝宝吃的粥一定要煮烂。

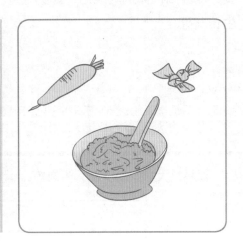

原料： 鱼肉，海带清汤，胡萝卜，米饭，酱油。

制作方法：

1. 将鱼骨剔净，鱼肉 30 克炖熟并捣碎。

2. 将 20 克萝卜、1/5 胡萝卜用擦菜板擦好。

3. 倒入 1/4 碗米饭、1/2 杯海带清汤与鱼肉、蔬菜等在锅内同煮。

4. 煮至粘稠时放入酱油调味。

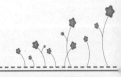

127 胡萝卜牛肉粥（12个月）

营养导航：牛肉含有丰富的蛋白质，氨基酸组成比猪肉更接近人体需要，能提高机体抗病能力，促进宝宝生长发育。

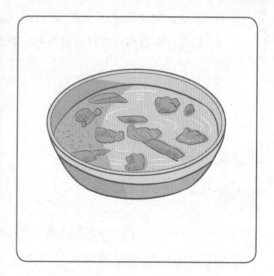

原料：大米，胡萝卜，牛肉等。

制作方法：

1. 大米和糙米按2：1，加水熬粥。

2. 胡萝卜切成小小粒状，近似于胡萝卜抹。

3. 牛肉切成抹。放入碗中，加入料酒、盐、糖、胡椒粉、味精搅拌均匀，然后加入适量的葱姜水，调至稀薄状。

4. 将胡萝卜抹和调好的牛肉先后放入熬好的粥里，再熬煮10分钟左右，即可。

可根据幼儿的大小选择是否给粥调味。

128 南杏润肺汤（1岁以上）

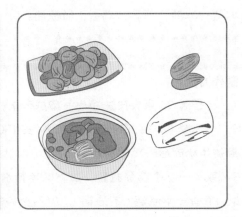

营养导航: 南杏润肺汤,有润肺、化痰、止咳的功效,适用于天气干燥时饮用,也适用于易咳嗽、肺炎恢复期的小儿饮用。

原料: 南杏,北杏,蜜枣,猪肺。

制作方法:

1. 南杏、北杏洗净去皮。

2. 猪肺洗净,切成小块,用少许食油在铁锅中炒透。

3. 加适量开水,与杏、蜜枣同放在砂锅内,煲1～2小时,即可食用。

129 冰糖荸荠玉子烧（1岁以上）

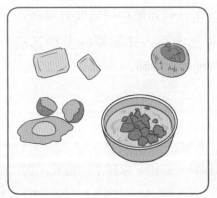

营养导航: 荸荠营养丰富,含蛋白质、脂肪、粗纤维、维生素等各种营养物质。具有清热止渴,清痰利湿的作用,对宝宝春季祛湿止咳有益。

原料：冰糖，荸荠，鸡蛋，橄榄油。

制作方法：

1. 将荸荠 20 克去皮洗净后，切成碎末，待用。

2. 将冰糖 1 小块，敲碎后，以热水（约 150 毫升）融化煮开，再将荸荠末加入其中，文火煮约半小时后，熄火待用。

3. 取 1～2 个鸡蛋打散，加入以冰糖水煮熟的荸荠末，待用。

4. 准备一平底锅（不沾锅），加入少许的橄榄油稍微加热后，倒入已加入荸荠的蛋液，将其煎成日式蛋卷状，即完成。

5. 可切成小段，方便宝宝食用。

130 虾仁豆花羹（1～2 岁）

营养导航： 鲜虾仁营养十分丰富，富含蛋白质、脂肪、无机盐、钙、磷、碘及多种维生素、胡萝卜素等，适合春季宝宝补钙和蛋白质等营养要素。而豆花则含有人体需要的多种氨基酸，并能养心润肺。

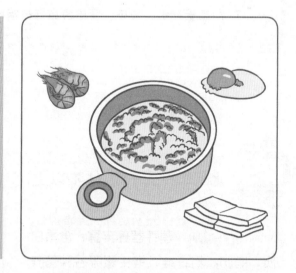

原料：虾仁、豆腐干、鸡蛋。

制作方法：

1. 取鸡蛋1只，打成蛋液；虾仁4只，去除沙线，洗净；豆腐干若干洗净、切丁；

2. 高汤烧滚，放入虾仁煮滚。

3. 然后加水淀粉勾芡后放入豆腐干丁，略煮一下。

4. 加盐调味后，打入蛋液，撒入葱末即可。

131 浮小麦猪心汤（2～3岁）

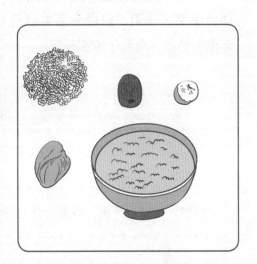

营养导航： 浮小麦性凉，具退热去烦的功效，桂圆有补血的作用，与猪心一起熬汤可补脾润肺、滋养壮体，健脑益智。

原料： 猪心，大枣，浮小麦，桂圆肉。

制作方法：

1. 猪心1个，对边切开，洗净积血。

2. 取大枣5颗左右，去核洗净。

3. 取浮小麦25克，与猪心、桂圆肉、大枣一同放入锅内，加适量清水，煲1小时，调味即可食用。

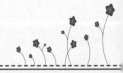

132 蛋花豆腐羹（4～6个月）

营养导航： 蛋花豆腐容易咀嚼，适合小宝宝食用，且骨头汤中含有丰富的钙质，有利于宝宝补钙。

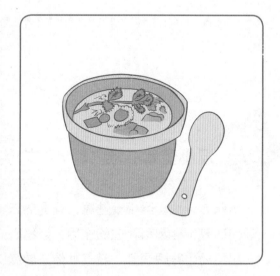

原料： 豆腐，鸡蛋，香葱，骨头汤等。

制作方法：

1. 豆腐一盒切成小丁，将鸡蛋打散备用。

2. 取提前炖煮好的骨头汤适量，煮开后下入豆腐小火煮。

3. 加入适当盐调味，并撒入蛋花，等蛋花飘起关火。

4. 最后撒上少许香葱末和几滴香油即可。

133 苹果土豆泥（6～7个月）

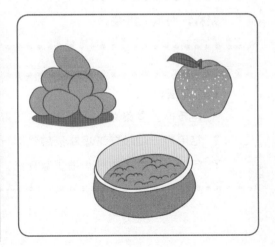

营养导航： 苹果中含有丰富的碳水化合物、维生素和微量元素，尤以维生素 A 和胡萝卜素的含量最高。土豆丰富的赖氨酸和色氨酸、钾、锌、铁、磷、维生素等。不仅能为补充宝宝所需的各种营养，还有治疗宝宝口腔炎症的功效。

原料： 苹果，土豆，原味奶酪或沙拉酱，松子粉。

制作方法：

1. 土豆削皮，50克左右放入水中，煮至软绵。
2. 出锅捣至泥状。
3. 将去皮后的苹果切丁，30克左右，放入土豆泥中。
4. 放入适量盐、原味奶酪或沙拉酱、松子粉搅拌均匀，即可食用。

134 西瓜雪梨汁（8个月）

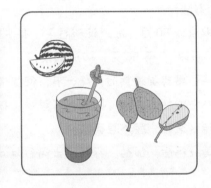

营养导航： 西瓜雪梨汁具有生津解暑、去烦止渴的功效。另外对小便不利，咽喉疼痛，口疮，肝炎，便秘等也有不错的疗效。

原料: 西瓜, 雪梨。

制作方法:

1. 将西瓜、雪梨洗净, 去皮去子去瓤, 切小块。

2. 把用料一起放在洁净布袋总绞取汁液, 或用榨汁机榨出汁液。

3. 在汁液中加入白糖和适量凉开水, 搅匀即可。

135 翡翠白玉汤(9个月以上)

营养导航: 菠菜营养价值均衡, 富含铁、钾等微量元素。常吃能促进宝宝生长, 增强其免疫功能。

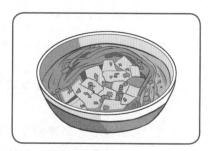

原料: 菠菜, 鸡血, 豆腐, 鸡蛋清。

制作方法:

1. 取鸡血50克, 放入淀粉若干, 拌水搅拌, 然上锅摊成薄片, 再切成条。

2. 然后取 豆腐50克, 切成长条。

3. 将豆腐拌蛋清糊后, 烙一下, 使蛋清凝固在豆腐条上。

4. 炒勺内放入高汤, 再放入菠菜叶, 开锅后加鸡血条。

5. 待水滚开, 放入豆腐条。

6. 再开锅后, 加盐、味精, 出锅后淋上鸡油即可。

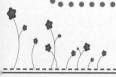

136 南瓜布丁（10个月以上）

营养价值：南瓜的营养价值大，是性价比高的食品。它富含的锌能促进人体生长发育，而且还有通便利尿、润肺益气的功效，是非常适合宝宝吃的食物。

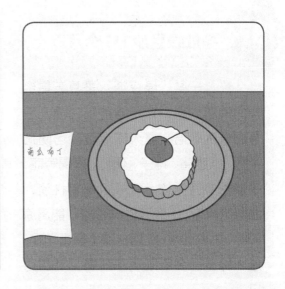

原料：南瓜，鸡蛋，红糖，鲜奶。

制作方法：

1. 取南瓜适量，洗净、捣成南瓜泥。

2. 将南瓜泥和淡奶油混合均匀。

3. 全蛋2个和红糖30克混合均匀，不需要打发。

4. 牛奶和30克细砂糖混合后，小火煮至微滚。

5. 然后将煮好的牛奶加入到第三步的混合物中，边加边搅拌。

6. 接着与第二步中的食材混合，用160℃的温度烤40～45分钟即可。

137 冬瓜绿豆沙（11个月以上）

营养导航： 绿豆糖水是夏天最经典的消暑饮料，它所含的蛋白质几乎是粳米的3倍，夏天喝绿豆汤可防治中暑、喉咙痛、痱子、便秘、烦渴等症，干燥季节宜常饮。鲜冬瓜味甘性淡，能清热解暑；干绿豆性味甘凉，能清凉解毒、消暑利水；红糖甘甜能解毒润燥。这3种食品合用既清热解暑又清甜可口。

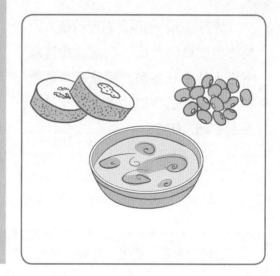

原料： 鲜冬瓜，绿豆，红糖。

制作方法：

1. 洗净冬瓜约250克，去皮、去籽，将瓜肉切成小条状。

2. 干绿豆75克洗净，将准备好的绿豆放入沙锅内，加清水煎煮。

3. 待豆粒煮成豆糜状时，加入切好的冬瓜，继续煲20分钟。

4. 出锅前加入适量红糖调味即可。

138 木瓜菠萝奶 (12 个月以上)

营养导航： 木瓜和菠萝同属"热带三大草本果树"，是热带、亚热带水果中维生素 A 含量最高的水果之一，还富含维生素 C 和可溶性的钙。木瓜主要有促进消化不良，化解肺热干咳的作用。

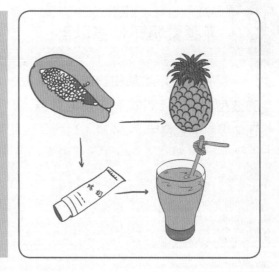

原料： 木瓜，菠萝，炼乳。

制作方法：

1. 取木瓜，对半切开后，去籽。

2. 用小勺刮出果肉，保持木瓜皮完整。

3. 菠萝盐水泡后，切片。

4. 将木瓜与菠萝片装入挖好的木瓜船中。

5. 洒上炼乳即可食用。

139 苹果素明虾（1岁以上）

营养导航： 此菜甜酸香嫩，苹果的造型似虾，不仅具有丰富的营养，还能吸引宝宝食用。

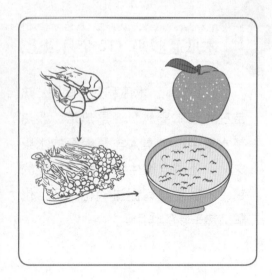

原料： 苹果，虾皮，金针菇，面粉，淀粉，葱末，香菜叶。

制作方法：

1. 将油皮改刀切成4×2厘米的条状，用干净的热毛巾盖上，使其回软，金针菇摘洗净干净，前部用刀划开，形成两叉制成"虾须"，苹果去皮切成4×1厘米的月牙形制成"虾身"，面粉与清水拌和成稀面糊待用。

2. 将油皮平放在菜板上，抹匀稀面糊，放入苹果于一端，再将金针菇放于苹果上，然后卷紧油皮制成"虾生坯"。

3. 坐锅点火放入油，油温5成热时，将虾生坯炸至金黄色捞出。

4. 锅内留余油，油热放入姜末、葱末略炒倒入酱油、白糖、清水开锅后用水淀粉勾芡，同时放入炸好的虾生坯炒匀，淋入香油、香醋、香菜末即可。装盘时将虾排整齐。

140 鸡蛋三明治 (2岁以上)

营养导航： 鸡蛋三明治中主要含有蛋白质、碳水化合物和脂肪等营养元素，能够提供给宝宝身体必须的能量，另外样式新颖，还能促进宝宝的食欲。

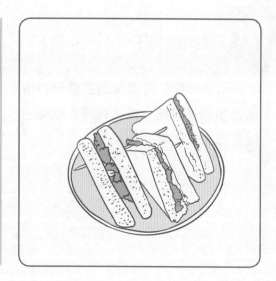

原料： 鸡蛋，全麦面包片，黄瓜，杏仁，奶酪。

制作方法：

1. 先将鸡蛋用煮蛋器煮好，放在冷水中泡上一会儿，这样鸡蛋就很容易去壳。

2. 将去了壳的鸡蛋切成小丁，黄瓜去皮后也切成小丁，将杏仁分成两瓣。

3. 准备好的材料放入碗中，加入新鲜的小罐奶酪，搅拌均匀放在一边备用。

4. 将两片的面包片的边缘切去，在一片上面均匀的平铺好刚准备的馅料。

5. 将另一片盖上，沿中线切开装入盘中即可。

141 莲肉烩鸭丁（2～3岁）

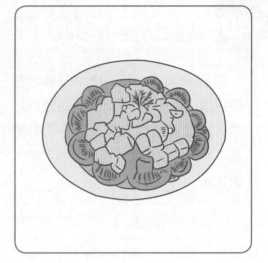

营养导航： 这道菜的主要营养成份为蛋白质、铁、锌、钙等，能促进宝宝的生长发育。

原料： 鸭脯肉，鲜莲子。

制法：

1. 鸭脯肉 150 克，切丁，用热水焯一下。

2. 新鲜莲子 100 克，去莲心，放碗中加水上屉蒸熟。

3. 锅中加水，下料酒、葱姜末、盐，开锅后下鸭丁、莲子煮沸。

4. 去浮沫，下水淀粉勾薄芡，加适量植物油煮开即可。

142 枣泥花生粥（5～6个月）

营养导航： 花生富含钙、钾、铁等营养元素；红枣富含多种维生素和氨基酸，二者混合食用具有益气补血的功效。

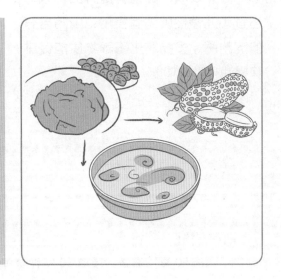

原料： 花生，红枣，大米，白糖。

制作方法：

1. 取花生米 20 颗，洗净去皮放入锅中加清水煮至六成熟。

2. 加入红枣 5 颗，继续煮烂。

3. 将煮熟的红枣去皮去核后和花生米一同成泥备用。

2. 将米淘洗干净后放入锅中，加清水适量煮成稀粥。

3. 粥熟后，混入红枣花生泥，并加适量白糖，搅拌均匀即可食用。

143 淮山药粥（6个月以上）

营养导航： 此粥有健脾的功效，适宜小儿慢性腹泻者食用。山药含有的淀粉酶、多酚氧化酶等物质能促进脾胃消化吸收功能。

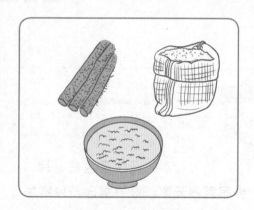

原料： 大米、淮山药细粉。

制作方法：

1. 大米50克，洗净，浸泡30分钟备用。

2. 锅内加入适量清水、烧开，然后加入大米烧开。

3. 最后加入淮山药细粉20克，一起煮成粥即可。

144 香浓南瓜糊（7个月以上）

营养导航： 南瓜的营养价值无需赘述。对宝宝来说，秋天的养护重点在于防秋燥。香浓南瓜糊清淡适宜，有利于宝宝除燥降火。

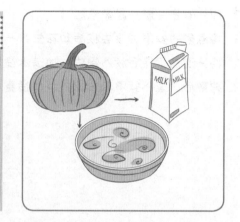

原料: 南瓜，牛奶，肉汤。

制作方法:

1. 南瓜去皮去子，煮烂后捣成泥状。

2. 将南瓜泥、牛奶、肉汤放入锅中煮沸后，调转至小火煮至黏稠。

3. 出锅后加入黄油搅拌均匀，即可食用。

145 菠菜金钩豆腐汤 (8～9个月)

营养导航: 该汤味美色鲜，主材料为菠菜和豆腐，其中含有丰富蛋白质、维生素C、胡萝卜素以及铁、钙、磷等矿物质，是为宝宝补充营养的最佳选择。

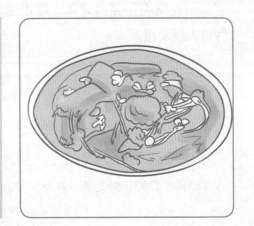

原料: 菠菜，嫩豆腐，水发海米，葱丝，姜丝等。

制作方法:

1. 取菠菜150克，摘洗干净，切成4厘米左右的段，在滚水中略烫，捞出马上用凉水过凉。

2. 将嫩豆腐200克切成宽1厘米左右的薄片待用。

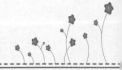

3. 油锅中放油2汤匙，旺火下葱丝、姜丝炝锅，烹入绍酒，加入适量清汤。

4. 将菠菜、豆腐、海米、盐、味精下锅，待汤煮沸后，去浮沫，淋上香油即成。

146 鳗肉萝卜煲（10～12个月）

营养导航： 鳗鱼营养价值高，能提供人体生长所需的很多营养，尤其是宝宝，长期食用可强身健体，增进活力，促进大脑发育。

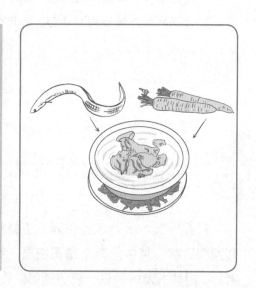

原料： 白鳗，鲜腿肉，萝卜，盐，酒少许。

制作方法：

1. 白鳗中段一份，切寸，鲜肉100克焯水去渣切大块，萝卜500克切大块。

2. 原料入煲，放酒加水，水是成汤后的3倍，大火滚开后转文火煲4小时，调味即成。吃前要入冰箱去油花。

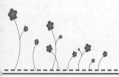

147 排骨皮蛋粥（11个月以上）

营养导航： 排骨与皮蛋熬粥，具有滋阴养血、生津润燥的功效。宝宝食用，可以祛病健身。

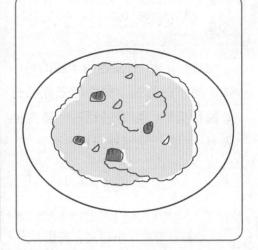

原料： 大米，排骨，松花蛋，花生米，葱花等。

制作方法：

1. 把小排骨200克，洗净，切成2厘米长的小段，用酱油、盐腌渍1小时，放入滚水中煮熟。

2. 松花蛋去壳，洗净，切成小方块。

3. 把大米100克、花生米30克洗净，放入滚水锅中煮，当米粥将熬好时，放入松花蛋丁、酱油、味精。

4. 另用炒锅，放入花生油，把葱花炸成金黄色，出葱香时，倒入米粥中。粥熬好以后，将排骨配到粥中，即可食用。

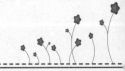

148 虾皮碎菜粥（12 个月）

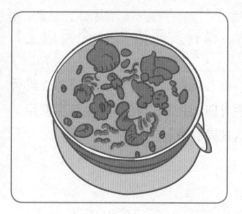

营养导航： 虾皮含有丰富的钙、磷，而小白菜经汆烫后能去除部分草酸和植酸，可促进钙在肠道内地吸收，有助于宝宝补充钙质。

原料： 虾皮，小白菜，鸡蛋，大米。

制作方法：

1. 虾皮5克，用温水洗净、泡软后，尽可能地切碎。

2. 鸡蛋1枚，打散炒熟。

3. 小白菜洗净略烫一下，切碎。

4. 取大米熬成粥，熬好后，放入虾皮、碎菜、鸡蛋，再略煮2分钟即可。

149 鱼泥豆腐羹（1 岁以上）

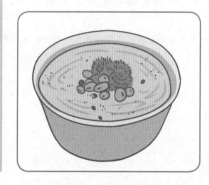

营养导航： 鱼肉与豆制品含铁丰富，常吃有助于增强宝宝的抵抗力，促进宝宝生长发育。

原料：鱼、豆腐，淀粉，香油、盐、葱花少许。

制作方法：

1. 取鲜鱼一条，将鱼肉洗净，加少许盐、姜，上蒸锅蒸熟后去骨刺，捣成鱼泥。

2. 将水煮开后加少许盐，放入切成小块的嫩豆腐，煮沸后加入鱼泥。

3. 加少量淀粉、香油、葱花，勾芡成糊状，淋在鱼泥上即可。

150 果仁黑芝麻粥 (1～3岁)

营养导航： 芝麻、花生、核桃、松仁中含有丰富的蛋白质及各种微量元素，特别是坚果类食物中所含的脂肪是由不饱和脂肪酸组成的，是天然的健脑食品。此外，黑芝麻还有益肝、补肾、养血、润燥的作用，且富含维生素E，对宝宝很有益。

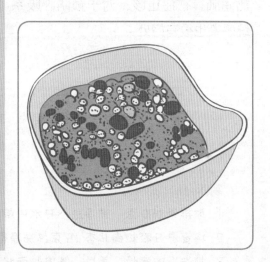

原料：炒熟的黑芝麻和花生仁、核桃仁、松仁、冰糖、牛奶。

制作方法：

1. 把黑芝麻150克和所有果仁拌匀，倒入搅拌机中打成果仁黑芝麻碎。

2. 取牛奶200毫升与打好的果仁黑芝麻碎混和，用大火烧开，然后改小火慢炖20分钟左右，炖至浓稠后加入冰糖即可。

151 西洋蜜枣猪骨汤（2岁以上）

营养导航： 西洋菜是一种能润肺止咳、益脑健身的保健蔬菜，它含有丰富植物性纤维和多种维他命，能清热润肺、祛痰止咳，对于预防呼吸系统感染也很有好处。

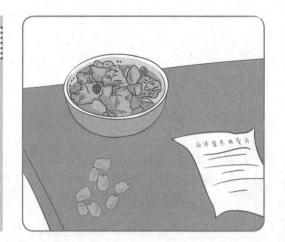

原料： 猪骨，西洋菜，蜜枣，姜片，南北杏，枸杞。

制作方法：

1. 取排骨650克，洗净放入开水中焯几分钟，沥干。

2. 将蜜枣5颗和南北杏15克也洗净备用。

3. 把洗净的猪骨，姜片，蜜枣和南北杏放入锅内，倒入足够多的清水。

4. 大火烧开后撇去浮沫，小火炖1个小时20分钟。

5. 西洋菜洗净泡盐水10分钟后冲净，和枸杞一起放入汤里炖15分钟即可。

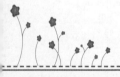

152 栗子羹 (5个月以上)

营养导航: 板栗中含有大量淀粉、蛋白质、脂肪、维生素B等营养成分, 对宝宝大脑发育很有好处。做成栗子羹后香气袭人, 酥糯香甜, 是非常适合宝宝吃的食物。

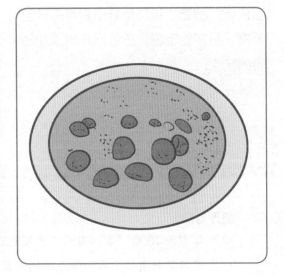

原料: 板栗, 红枣、淀粉、白糖少许。

制作方法:

1. 板栗250克放入冷水锅中煮熟, 趁热去壳和膜, 再上蒸笼蒸酥, 切成豆粒大小。

2. 红枣20颗, 泡软后去皮、去核待用。

3. 在锅内加入400克水, 烧滚加白糖、栗肉、红枣, 再烧滚改小火煮5分钟, 用淀粉勾芡, 用勺搅匀即可。

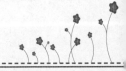

153 乌龙面糊（6个月以上）

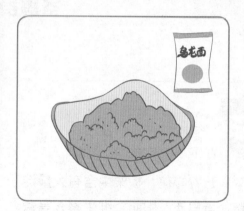

营养导航：乌龙面糊含有丰富的蛋白质、脂肪、糖类及维生素等多种营养素，且容易咀嚼，适合刚开始添加辅食的宝宝。

原料：乌龙面，蔬菜泥。

制作方法：

1. 取乌龙面 10 克，倒入滚水中煮至熟软，捞起备用。

2. 煮熟的乌龙面与水同时倒入小锅内捣烂，煮开。

3. 起锅后加入少量蔬菜泥即可。

154 鸡肉粥（7个月以上）

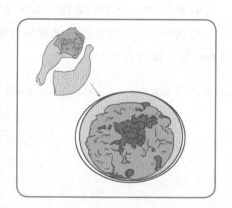

营养导航：鸡肉香醇，粥味可口，含有丰富的蛋白质、碳水化合物及钙、铁等多种营养素，常吃鸡肉粥对宝宝健康大有益处。

原料：大米，鸡，葱，生姜，白胡椒面。

制作方法：

1. 取大米 500 克，洗净，泡 4 个小时左右。

2. 鸡 1 只，洗净，放入滚水中焯一下。

3. 锅内放水，用旺火烧开，将鸡下锅，加盖，用微火（保持水开为准）煮 40 分钟，捞出，放入凉开水中浸泡，再捞出沥干水，在外皮抹上香油。

4. 将鸡汤倒入锅里，再放进大米慢慢熬成粥。快熬完的时候放入鸡肉继续熬，最后加入酱油、精盐、白胡椒面调味即可。

155 鲜虾肉泥（8 个月以上）

营养导航： 河虾含磷、钙、铁及维生素 A、维生素 B_1、尼克酸、优质蛋白质、脂肪等营养素，有补肾益气等作用，有助于宝宝健康生长。

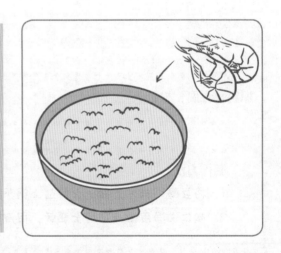

原料：鲜虾肉。

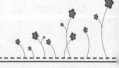

制作方法:

1. 取鲜虾肉50克，洗净，放入碗内，加水少许，上笼蒸熟、蒸烂。

2. 加入适量精盐、香油，搅匀即成。

156 松仁豆腐（8～9个月）

营养导航: 松仁和豆腐富含蛋白质和多种矿物质，能补充宝宝所需的营养，常吃能促进宝宝健康成长。

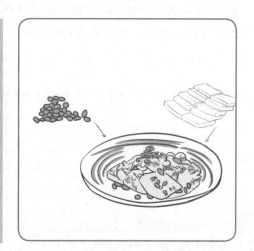

原料: 豆腐，松仁。

制作方法:

1. 将豆腐划成片，撒上少许盐上锅蒸熟。

2. 松仁洗净用微波炉烤至变黄，用刀拍碎，撒在豆腐上，即可使用。

157 煎猪肝丸子 (10 个月以上)

营养导航：猪肝含有丰富的铁、锌、维生素 A、维生素 B_{12} 等营养素，是预防婴儿贫血的好食品。猪肝丸子软嫩可口，既能帮宝宝补充营养，又能提高宝宝食欲。

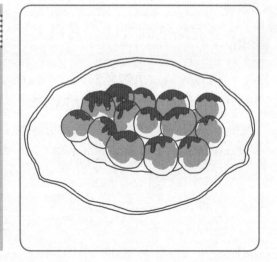

原料：猪肝，鸡蛋，淀粉，番茄酱。

制作方法：

1. 将猪肝剁成极碎的泥，洋葱切碎同入一碗，加面包粉，鸡蛋液，淀粉搅拌成馅。

2. 平锅置火上放油烧热，将肝泥挤成圆子，下锅煎熟。

3. 将西红柿切碎，同番茄酱一道炒熟，倒在猪肝丸子上即成。

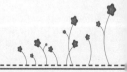

158 鱼泥烩烂面（11个月以上）

营养导航： 鱼肉营养好，不仅能帮助宝宝长高，还能促进其大脑发育，使他们变得更聪明。寻常的烩面也能补充宝宝生长发育所需要的能量。

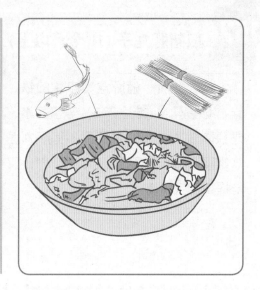

原料： 去骨鱼肉，鸡汤，西红柿，龙须面。

制作方法：

1. 西红柿半个，去皮切成小块，鱼肉20克加盐捣烂。

2. 烧热底油，炒西红柿，然后加入鸡汤，调味。

3. 待汤滚后下入面条25克，再开后，调小火，下入鱼泥，慢慢熬一熬，闻到鲜香味道了关火，即可食用。

159 排骨汤焖海带丝（1岁以上）

营养导航： 海带富含蛋白质、脂肪、碳水化合物、膳食纤维、钙、磷、铁、各种维生素以及碘等微量元素。常吃海带可以及时地补充身体所需的碘，防止甲状腺肿大。

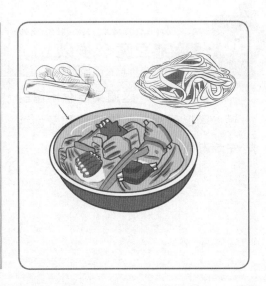

原料： 排骨汤，海带丝。

制作方法：

1. 海带丝30克，洗净，切小段。

2. 锅内放入排骨汤100克烧开后，下入海带丝段。

3. 大火煮开后，小火焖煮5分钟，加盐调味即可。

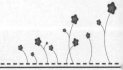

160 紫菜卷豆腐 (2岁以上)

营养导航： 这道菜含有丰富的钙，可以促进宝宝的骨骼和牙齿地生长发育。

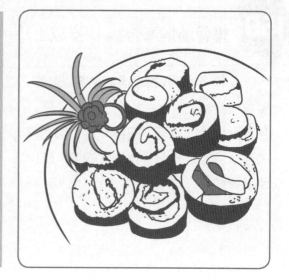

原料： 北豆腐，紫菜，淀粉。

制作方法：

1. 豆腐1小块，去掉周围的硬皮，压成泥状，加入盐和淀粉拌均匀。

2. 紫菜2小片，铺好，把豆腐泥平铺在紫菜上，注意不要包得太满，然后将紫菜卷起。

3. 放入锅中煎熟或蒸熟后切小段即可。

161 清蒸西兰花（3 岁左右）

营养导航： 西兰花中的维生素 C 含量极高，不但能促进宝宝的生长发育，还能提高其免疫功能，增强宝宝的体质，增加他的抗病能力。

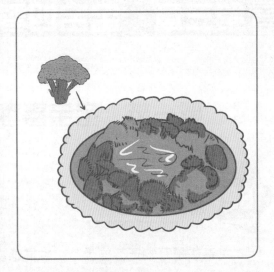

原料： 西兰花，牛奶。

制作方法：

1. 西兰花 100 克，洗净后切成小块，用滚水焯一下，放入蒸盘中，中火清蒸至柔软。

2. 牛奶 60 毫升，用微波炉加热，在牛奶中加入少许盐，搅匀后倒在蒸好的西兰花上即可。

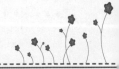

第一节　宝宝春季常见疾病防治细节

162 流行性感冒

春季是万物复苏的季节，也是感冒病毒生长繁殖最旺盛的时候。宝宝身体脆弱，最易受到细菌病毒的侵袭。所以，在春季如何有效的预防宝宝感冒也是一件很重要的事。

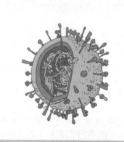

据统计，每年春天会有超过 40% 的学龄前儿童和 30% 的学龄儿童罹患流感。一般儿童患流感大多表现为轻型流感，主要症状为发热、咳嗽、流涕、鼻塞及咽痛、头痛，少部分出现肌痛、呕吐、腹泻。婴幼儿流感的临床症状往往不典型，可出现高热惊厥。新生儿流感不常见，不过一旦染上易并发肺炎，常有败血症的表现，如嗜睡、拒奶、呼吸暂停等。宝宝感染流感病毒引起的喉炎、气管炎、支气管炎、毛细支气管炎、肺炎及胃肠道疾病较成人常见。

♡防治措施

1. 预防措施

（1）多洗手，特别是吃饭前和外出后。

（2）避免带宝宝去人多的场所，特别是空气不流通的地方，如超市、商场、电影院等。

（3）饮食上可以让宝宝多补充维生素，很多蔬菜都富含维生素，如胡萝卜、花椰菜、红薯和土豆。

（4）平时多督促或帮助宝宝锻炼身体，增强体质，提高免疫力。

这里还要特别提醒，有的妈妈认为板蓝根具有防止感冒的作用，而且是中药，没有副作用，因此想给宝宝长期服用，借此预防流感。这其实很不妥。板蓝根的主要作用是清热解毒，宝宝过度服用可能会造成过敏、消化不良甚至造血功能障碍等问题。

2. 专家观点

（1）要提高对流感的认识：流感是一种传染性很强的疾病，也是最容易被人们忽视而造成严重后果的疾病之一。

（2）新生儿感染流感病毒后，易发展成重症，还可能并发其他疾病，家长要对此引起足够的重视，及早预防和治疗。

（3）积极接种流感疫苗是预防流感最重要的措施。

163 流行性脑脊髓膜炎

流行性脑脊髓膜炎，简称流脑，是春季见传染病里最重的一个。它是由流脑双球菌感染脑膜或脑脊髓膜引起的呼吸道传染病，冬、春两季为高发期。一般在 11～12 月份病例开始增多，第 2 年的 2～5 月份为发病高峰期。

流行性脑脊髓膜炎临床表现主要有高烧、头痛、喷射状呕吐、脖子发硬。流脑双球菌也可以进入血液，引起败血症，皮肤出现紫色的淤点或淤斑。脑膜炎会引起脑部损伤而遗留听力下降或耳聋、智力低下等后遗症。

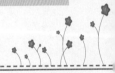

164 急性上呼吸道感染

急性上呼吸道感染简称上感，是小儿时期最常见的疾病。它是指鼻、鼻窦、咽、喉部的感染，常可侵及口腔、中耳、眼部、颈淋巴结等邻近器官，如炎症向下蔓延则可引起气管炎、支气管炎或肺炎。春冬季节发病率最高。

婴儿表现为起病急，进食减少、腹泻、呕吐、发热。高热时可引起高热惊厥，而咳嗽症状不明显。儿童则以咳嗽、鼻塞等局部症状为主，如为链球菌感染，可引起急性肾炎、风湿热等疾病。它是婴幼儿时期的常见疾病。如果感染很明显地局限于上述某一部位，又分别命名为咽炎、扁桃体炎、咽喉炎等。

引发急性上感的原因中病毒感染的占90%。主要包括副流感病毒、呼吸道合胞病毒、腺病毒等，另10%主要为细菌及其他病原体感染所致。营养不良，机体免疫力低下的宝宝易患急性上感。

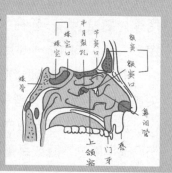

♥预防措施

（1）平时注意加强体育锻炼，经常到户外活动。

（2）经常开窗通风，保持室内空气清新，减少病菌侵袭宝宝的机会。

（3）家庭成员患感冒时，应与宝宝隔离。不带宝宝到人多的场所。

（4）平时不宜穿衣过多，随气温变化和宝宝活动情况及时穿衣脱衣，出汗了要尽快擦干，防止受凉。

（5）服用"四根"姜汤（大葱根、香菜根、萝卜根、白菜根、生姜），用水煎当茶饮，每天1次，连服3天。

（6）对于体弱及反复患感冒宝宝，可在冬春季服用左旋咪唑，剂量3毫克/公斤/日，分3次服，每周连服2日，停5日，共持续3~4周，白细胞少或肝功能减退者慎用。

165 麻疹

麻疹是一种由麻疹病毒引起的具有高度传染性的急性出疹性传染病，是儿科四大要症之一。小儿麻疹容易出现并发症，如果并发肺炎，将会很难诊治。那么宝宝患麻疹时会有哪些症状呢？

宝宝出麻疹的症状一：早期症状

麻疹的早期症状近似感冒，临床主要表现为发热（38℃~39℃）、咳嗽、流涕、喷嚏，流泪等上呼吸道症状。

宝宝出麻疹的症状二：麻疹黏膜斑

在发热3天后，宝宝口腔第二臼齿相对的颊黏膜处可见细砂样灰白色小斑点，绕以红晕，这是麻疹最早出现的，也是最可靠的特征。斑点也可见于下唇内侧及牙

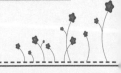

龈粘膜，偶见于上腭，一般维持 16 ~ 18 个小时，有时 1 ~ 2 日，多于出疹后 1 ~ 2 日内消失。

宝宝出麻疹的症状三：消化系统症状

很多宝宝会出现食欲减退，精神不振等症状，部分宝宝还可能伴有呕吐、腹泻等症状。

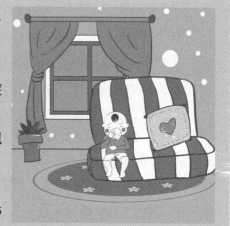

宝宝出麻疹的症状四：高热 1 ~ 2 天后出现皮疹

皮疹先见于耳后、发际、渐渐蔓延到前额、面、颈、躯干、四肢，最后到手足心，一般经 3 ~ 5 天出齐。皮疹初起呈细小淡红色斑丘疹，继而逐渐增多增大而呈鲜红色，接着相互融合成暗红色，按之褪色。

以上介绍宝宝出麻疹的症状，希望通过上面的介绍能对爸爸妈妈们会有所帮助，一旦发现有关的症状，一定要及时采取措施，千万不可延误病情。

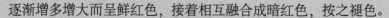

♡防治措施

1. 护理要点

（1）退热后到皮疹消失这段时间，首先要给宝宝一个安静的环境。

现在没有很有效的对抗麻疹病毒的药物，因此只能根据症状表现进行治疗。为预防中耳炎、肺炎等二次细菌感染，应遵照医嘱给宝宝服用抗生素。在高热不退、全身症状恶化的情况下应考虑住院。

热退后皮疹颜色逐渐变淡，这段时间可以在家静养。如果高热持续容易引起脱水，需要不断给宝宝补充水分，注意穿着是否过多，尽量使宝宝处于一个温度舒适的环境。热退后 3 ~ 4 日后才可以洗澡。

（2）宝宝 1 岁后可以接种疫苗。

麻疹是一种传染性很强的疾病，宝宝在 1 岁后需要进行疫苗接种。在没有接种的期间，如果与患有麻疹的宝宝有过接触，不满 1 岁的宝宝应在接触后 6 日内注射 γ-球蛋白，1 岁以上的宝宝应在接触后的 72 小时内接种，同时应前往医院就诊。

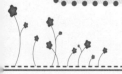

2. 专家观点

（1）接种麻疹减毒活疫苗可使婴儿获得免疫力，我国规定的接种年龄为 8 个月，其预防效果能达到 90%。

（2）在麻疹流行的地区，尽量不要带宝宝到公共场所去，如果要去，最好让宝宝戴上口罩。宝宝卧室的空气要流通，且要保持一定湿度。宝宝的衣着应冷暖适宜。宝宝的口腔、眼、鼻部要保持清洁。日常饮食应该富有营养且易于消化。

（3）接触麻疹的易感宝宝，需隔离观察 21 天，不能进入托儿所等机构。此外，要将麻疹宝宝隔离至出疹 5 天后，并发肺炎的宝宝要延长隔离至出疹 10 天后。

（4）被动免疫的方法，由于麻疹患者是唯一的传染源，在接触麻疹患者后 5 天之内应立即给予肌肉注射免疫球蛋白（剂量为每千克体重的 0.25 毫升），也可以预防麻疹。如果超过 6 天就不能达到预防效果。被动免疫只能维持 8 周，以后应接种麻疹疫苗获得免疫力。

（5）可用牛蒡子 5 克，紫草 6 克，煎水代茶饮用，预防麻疹。也可用中药板蓝根、金银花等清热排毒药煎汤代替频服预防。

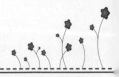

166 猩红热

猩红热是由一种 A 组乙型溶血性链球菌引起的急性出疹性呼吸道传染病，中医称它为"烂喉痧"。该病主要发生在冬春季节。任何年龄均可患病，但 2～8 岁的宝宝最容易感染，主要表现为发热（38℃～39℃，重症达 40℃），24小时内可出现皮疹，最初见于颈部、腋下及腹股沟，之后遍及全身，皮疹呈弥漫性红色，似寒冷时引起的鸡皮疙瘩，皮疹约在 1 周后消退，可见大片脱皮，重症可引起脓毒败血症导致休克。

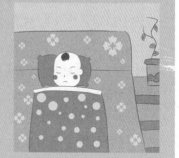

♡防治措施

1. 治疗

青霉素为首选药物，如青霉素过敏，可换用红霉素，用药时间 7～10 天，对重症病例用量宜大，采用静脉给药。迅速消灭细菌，控制疾病发展，同时对症退热。

2. 预防

（1）避免宝宝与猩红热患者接触。

（2）在冬春流行季节要注意环境卫生和个人卫生，提倡通风换气和湿式扫除。

（3）本病流行期间应尽量少带宝宝去公共场所。

3. 专家观点

（1）猩红热是小儿常见病，多发病，抗菌治疗效果好，但是有时会出现严重并发症，所以应当注意早期表现，及时就诊，以免延误病情。

（2）病愈后的护理和卫生是比较重要的，所有可能接触到的用品（包括大人）都应该进行彻底地消毒。

（3）平时应该加强身体锻炼，增强体质，以减少该病的发生。

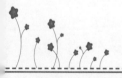

百日咳是由百日咳杆菌引起的急性呼吸道传染病。其临床特征为阵发性痉挛性咳嗽，常伴有深长的"鸡鸣"样吸气性吼声，若未得到及时有效的治疗，病程可迁延数月，故称"百日咳"。本病传染性很强，常引起流行。患儿的年龄越小，病情越重，可因并发肺炎、脑部疾病而死亡。

百日咳潜伏期一般为 7～14 天，临床症状表现为：前驱期、痉咳期和恢复期。

该病患者体检多为阳性，新生儿和 3 个月以下婴儿常常不会出现典型痉咳，但咳数声后常见屏气、发绀症状，严重时可至窒息、惊厥或心脏停搏。

♡防治措施

1. 宝宝护理

（1）患病宝宝居室的空气要新鲜，不要在室内吸烟，以免引起宝宝咳嗽。

（2）户外活动时要给宝宝穿暖和，可以减少阵咳的发作。

（3）若宝宝常常呕吐，吐后要补给少量食物。饮食应遵循宜少量多餐的原则，选择有营养且黏稠易消化的食物。

2. 百日咳预防

（1）接种百白破混合制剂。

（2）早发现、早隔离。

（3）与患病者接触后进行检疫，在检疫期间出现咳嗽症状即应隔离观察。

（4）对本病患者严格执行呼吸道隔离，是重要的预防环节。隔离期为自起病开始后 7 周；或痉咳开始，后 4 周。密切接触的易感宝宝（特别在集体机构中）需检疫 3 周。

168 风疹

风疹是由风疹病毒引起的一种急性呼吸道传染病。其临床特征为上呼吸道轻度炎症，发热，全身长满红色斑丘疹，耳后、枕后及颈部淋巴结肿大。此病多发于冬、春季节，1～5岁的宝宝最为多见，男女宝宝发病率均等。

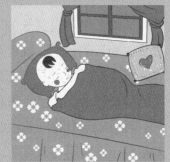

风疹可分为先天性风疹和后天性风疹两种。

孕妇在妊娠早期若患风疹，风疹病毒可以通过胎盘感染胎儿，所生的胎儿可患先天性心脏畸形、白内障、耳聋、发育障碍等，称为先天性风疹或先天性风疹综合症。

后天性风疹的潜伏期一般为14～21天。前期较短，大多只有1～3天，常因症状轻微或时间短暂而被忽略。临床特点是：全身症状轻微，皮肤红色斑丘疹及枕后、耳后、颈后淋巴结肿大伴触痛，合并症少见。

♥防治措施

该疾病并无特效药，主要为对症和支持治疗。先天性风疹宝宝长期带病毒，影响其生长发育，应尽早检测视、听力损害，给予特殊教育与治疗，以提高其生活质量。

预防风疹病毒的关键是减少与风疹病人面对面的接触，不要与风疹病人面对面地谈话。孕妇应尽量避免去公共场所。预防重点在先天性风疹，因为孕妇在怀孕早期感染风疹后，风疹病毒可通过胎盘传递给胎儿，引起先天性风疹。先天性风疹的可怕之处是导致胎儿的多发性畸形或流产、死产，胎儿感染的严重程度不同，畸形表现也不一样。预防风疹最可靠的手段是接种风疹疫苗。

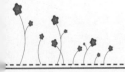

婴儿玫瑰疹

婴儿玫瑰疹，又称幼儿急疹，是宝宝常见的急性发热出疹性疾病，其特点为宝宝在高热 3～5 天后，体温突然下降，同时出现玫瑰红色的斑丘疹。为宝宝常见病毒感染性疾病之一。其发病机制不十分清楚，可能是病毒由呼吸道侵入血液而引起机体对病毒的免疫反应，皮疹为病毒血症末期病毒在皮肤组织中被抗体中和所致。

♡疾病护理

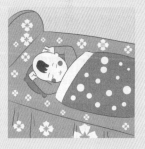

（1）宝宝出疹后病情就开始逐渐好转，所以一般不使用抗生素。

（2）在发病期间，宝宝应注意休息，卧床至皮疹消退。

（3）由于高热时有大量的水分散失，所有要注意及时给宝宝补充水和营养物质。患病期间的饮食，应以牛奶、米汤、豆浆、粥以及面条等易消化的食物为主。

（4）当宝宝高热不退，精神差，出现惊厥、呕吐脱水等表现时，爸爸妈妈要及时带宝宝到医院就诊，以免造成神经系统、循环系统功能损害。

♡预防措施

（1）避免接触患病的婴幼儿是最佳的预防措施。

（2）如果发高热，要及时就医，尽早请医生诊断。

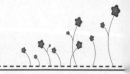

170 过敏性哮喘

过敏性哮喘是一种比较顽固的疾病，多在婴幼儿期发病，如果忽视治疗，可能伴随终身。大部分哮喘患者都存在过敏现象或者有过敏性鼻炎。有过敏性鼻炎的哮喘患者发病前兆有打喷嚏、流鼻涕、鼻痒、眼痒、流泪等症状。由于症状与呼吸道感染或炎症相似，大人缺乏相关知识，往往在早期忽视治疗，也极有可能被误诊。

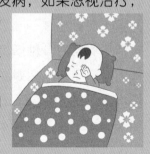

♡常见症状

(1) 过敏性哮喘发作前有先兆症状如打喷嚏、流涕、咳嗽、胸闷等.

(2) 严重者经常干咳或咯大量白色泡沫痰，甚至出现紫绀。但一般可自行或用自行或用平喘药物等治疗后缓解。某些患者在缓解数小时后可再次发作，甚至导致哮喘持续状态。

(3) 在临床上还存在非典型表现的哮喘。如咳嗽变异型哮喘，患者在无明显诱因咳嗽2个月以上，夜间及凌晨常发作，运动、冷空气等诱发加重，气道反应性测定存在有高反应性。

(4) 发作时，双肺可听到广泛喘鸣音，部分可听到湿性罗音，叩诊可听到过清音。

(5) 晚期病者，可能出现肺气肿和肺功能不全。

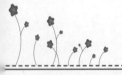

♥预防措施

1. 预防呼吸道污染

呼吸道病毒反复污染所引起的气道炎症是使哮喘病患者病情反复的重要原因之一，也是导致婴幼儿哮喘主要致病因素。所以注意疗养，增强免疫力，预防呼吸道污染是十分重要的。

2. 注意室内环境

注意不要养狗猫等宠物，不要用地毯，注意保持室内空气流通。保持家居清洁，吸尘打扫时应避开患儿，避免让孩子接触过敏原。

3. 注意饮食

小儿哮喘的饮食应注意，进食不要过咸、过甜、过腻、过激（如冷、辛、辣、热等），不要进食致敏食物（如鱼腥虾蟹，牛奶、桃子等），也不要吃的太饱。

4. 注意天气变换

天气寒冷时要及时给宝宝添加衣物，预防风寒，尤其要注意颈部的保暖，最好给宝宝穿纯棉衣物。冷空气、空气湿度的变换、气压的高低都可促使幼儿哮喘的发生。

5. 注意预防过敏原

如尘螨、霉菌和花粉等、烟雾或化学气息。（如宝宝积木、布娃娃、橡皮泥、香水、装修质料气息等等）。

6. 注意适度运动和适度换气

运动过度引起哮喘和咳嗽的情况很常见，哮喘患儿的大笑、大哭大闹导致换气过度也会触发哮喘症状。

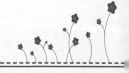

171 过敏性结膜炎

过敏性结膜炎又称为变态反应性结膜炎，多半是由于季节更替而引起（有时会并发过敏性鼻炎）。或是有气喘、异位性皮肤炎、皮肤易过敏等病史，也有可能是因为眼科用药导致的接触性过敏现象。因此若已经得知宝宝会对何种食物或物品过敏，则应主动远离该过敏原，并通过饮食及日常生活习惯来改善宝宝的过敏体质，同时应保持眼周及脸部的清洁，从根源上防止过敏性结膜炎。

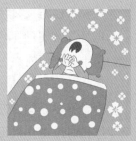

♡主要症状

因过敏引起的结膜炎会让宝宝感到奇痒无比，同时还会出现水水的分泌物，让宝宝不由自主地想揉眼睛，但揉眼睛这个动作可能导致眼睛结膜充血、流泪、有灼热感，还会因为缺水而感到眼睛干涩。同时宝宝的上敛结膜会有乳突现象。由于眼睛出现分泌物及水分变少的关系，容易使得眼睛干涩，且有异物感，眼睛周围的皮肤也会变得干燥，缺水严重的时候甚至会有皮屑脱落的现象。

♡治疗方法

即使感到眼睛瘙痒无比，也应尽量避免用手揉眼睛，并随时保持双手干净。宝宝非常喜欢到处爬、到处抓，很容易碰到不洁的物品或接触到细菌。当眼睛瘙痒难耐时，可以冷敷宝宝的双眼，减缓瘙痒的症状。若眼中残留有花粉或灰尘等过敏原，也可以用人工泪液或生理食盐水冲洗眼睛，将过敏原冲洗掉。药物方面可以食用口服或眼用的抗组织胺。建议妈妈们带宝宝去做过敏原的测试，尽早找出过敏原，避免过敏性结膜炎的反复发生。

第二节　夏季宝宝疾病防治细节

172　过敏性皮炎

过敏性皮炎可分为接触性过敏性皮炎、遗传过敏性皮炎和光敏性皮炎，它们有相同点，也有不同点。

1. 相同特点

根本特点——过敏性皮炎是致病因素通过人体免疫系统的变态反应，在皮肤上产生的损害。

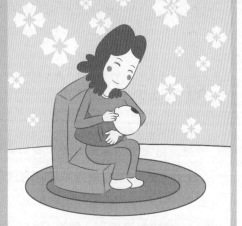

致敏过程——从刺激因素（即致敏原）作用于人体到皮肤出现征象需要一段时间，多数人初次接触后不会发病，第二次接触后才发病。

家族遗传——家族中大多有荨麻疹、哮喘或过敏性鼻炎等遗传过敏史。若双亲均有遗传过敏史，其子女发生过敏性皮炎的几率会更高。

反复发作——多数是在接触致敏原后复发，但有时致敏原难以检测。

2. 不同种类表现不同

接触性过敏性皮炎是由于皮肤或粘膜接触致敏物质，在接触部位所发生的急性或慢性皮炎。化纤类衣物，染发剂，化妆品等都可能是致敏物质。宝宝大多在接触致病物质几小时或几天内发病。表现: 接触部位发生界线清楚的红斑、丘疹、丘疱疹，奇痒难忍。用抗组胺药治疗无效。

遗传过敏性皮炎（异位性皮炎）好发于婴幼儿、儿童及青少年三个时期，是容易复发的慢性病，又称三段病程。婴幼儿期（2个月到2岁）发病开始时皮炎不明显，皮肤干燥、发红，以痒为主，小宝宝经常哭闹；以后逐渐可以看见红斑、丘疹，并会出现小水泡、渗液和结痂；严重时几乎全身都会有症状，脸部、颈部、膝部和肘部关节处最严重。

幼儿时期异位性皮炎常伴有气喘和过敏性鼻炎，宝宝只要有其中一种症状，另

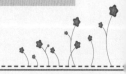

外两种也会随之出现，称为"三位一体"；另一大特征就是搔痒，季节变换、环境变化及外界刺激，都可能造成痒感而导致幼儿搔抓，而搔抓又会引起疹子，起疹子又会导致搔痒，如此恶性循环，不易痊愈。患儿是过敏体质的，家族也有特殊敏感病史。儿童期 (2～12 岁) 大部分发生在手臂前凹窝、窝部等四肢屈侧部位，所以中医又叫"四弯风"，手脚掌前端及颈部也是好发部位。

光敏性皮炎表现为与光敏性物质或药物接触再受到了紫外线照射后，会在 12 小时内出现红斑，有肿胀感，并可能有水泡出现，同时伴随有灼热感、痒感，但一般不会出现痛感。大多发生在面部、前臂、手背等暴露部位。

♡过敏性皮炎的预防

1. 强调母乳喂养

母乳是宝宝最好的食物，含有丰富的免疫物质，不仅可为宝宝提供免疫力，还可以主动刺激宝宝的免疫系统。有过敏性疾病家族史的宝宝，如果完全以母乳哺育，发生异位性皮肤炎和食物过敏的几率会大大低于用配方奶粉喂养的宝宝。

2. 查找过敏原

如果发现宝宝的皮肤有红斑、皮疹或其它不正常现象，不论有无别的过敏症状，都要立即带宝宝到儿科或皮肤专科看医生，他们会给宝宝做全面检查和试验，最后确定诊断。如果是过敏性皮炎，还会进一步寻找可能的过敏原，指导下一步治疗和预防。

3. 远离致敏因素

为宝宝创造健康卫生的环境，经常保持室内卫生、开窗通风、保持适宜温度湿度、不随便使用消毒剂；春季尽量少让宝宝接触花粉，夏季避免直射阳光；家里不要养宠物，尤其不能在室内养；少用地毯，勤洗尘；小儿不用电热毯；妈妈避免使用刺激性强的化妆品。

4. 注意饮食调理

均衡营养，多吃水果、蔬菜等维生素丰富的食物。维生素 C 是天然的抗组织胺剂，每天应该从饮食中摄取。少吃鱼虾、牛羊肉和油腻、甜食及刺激性食物。

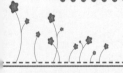

5. 呵护宝宝皮肤

科学合理地洗澡，选择酸碱度 (pH) 为中性、无刺激性的婴儿香皂；护肤品不要用成人的，应选用婴儿润肤露、爽身粉；选择舒适的衣裤：小儿的内衣要选择柔软的棉织品，不宜穿羊毛、化纤织物，因为这些织物较粗糙，且对小儿皮肤有刺激性，容易引发皮炎、湿疹。

173 过敏性紫癜

过敏性紫癜又称亨-舒综合征（HSP），是一种较常见的微血管变态反应性出血性疾病。病因主要有感染、食物过敏、药物过敏、花粉过敏、昆虫咬伤等，过敏原因往往难以确定。该病以学前宝宝较为多发，1周岁内宝宝少见，男性较女性多见，冬春季比夏秋季多见。表现为皮肤瘀点，多出现于下肢关节周围及臀部，紫癜呈对称分布、分批出现、大小不等、颜色深浅不一，可融合成片，一般在数日内逐渐消退，但可反复发作。

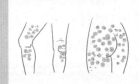

♡预防措施

1. 防治感冒

尤其是避免上呼吸道感染，在气候忽冷忽热季节，要避免带宝宝去公共场合。

2. 避免蚊虫叮咬

出门时要涂抹防蚊液，若被咬很可能因为过敏体质而发生肿块，一旦皮肤化脓

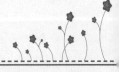

感染，要及时治疗。

3. 告别鱼虾蟹

过敏体质的宝宝应尽量避免食用可能致敏的食物，如鱼、虾、蟹、蛋、鸡、牛奶等；在春季里还应避免接触花粉、尘埃等。

4. 勤洗手

注意宝宝的饮食卫生，杜绝肠道寄生虫感染的机会。饭前便后妈妈千万记得要给宝宝洗手。

♡**专家提醒**

过敏性紫癜患者在日常生活中要注意以下几点：

1. 注意休息，避免劳累

避免情绪波动及精神刺激。防止昆虫叮咬。去除可能的过敏原。

2. 注意保暖，防止感冒

控制和预防感染，在有明确的感染或感染灶时选用敏感的抗生素，但应避免盲目地预防性使用抗生素。

3. 注意饮食

因过敏性紫癜多为过敏原引起，应禁食生葱、生蒜、辣椒、酒类等刺激性食品；肉类、海鲜、应避免与花粉等过敏原相接触。

174 小儿鼻窦炎

宝宝鼻窦窦口相对较大，感冒易经窦口侵入鼻窦。是因为宝宝自身抗病能力差，易患感冒，上呼吸道感染和急性传染病（如麻疹、百日咳、猩红热和流行性感冒等）。

扁桃体肿大或腺样体肥大影响正常呼吸。先天性免疫机能不全或特应性体质也容易患此症。

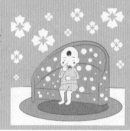

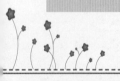

♥小儿鼻窦炎临床表现

1. 急性鼻窦炎

早期症状与急性鼻炎或感冒相似，但全身症状较成人明显。故除鼻塞、脓涕多外，可有发热、脱水、精神萎靡或烦躁不安、呼吸急促、拒食、甚至抽搐等表现。同时伴有咽痛、咳嗽；也可伴发急性中耳炎、鼻出血等；较大宝宝可能主要为头痛或一侧面颊疼痛。

2. 慢性鼻窦炎

主要表现间歇性或经常性鼻塞、流粘液性或粘脓性鼻涕，常并发鼻出血，病重宝宝可表现为精神不振、食欲低下、体重下降等症，甚至可继发贫血、风湿、关节痛、感冒、胃肠或肾脏疾病等全身性疾病。由于长期鼻阻塞和张口呼吸，可能导致宝宝颌面、胸部以及智力发育不良。

♥鼻窦炎预防

1. 及时治疗感冒、扁桃体炎
2. 加强营养、多锻炼身体，增强体质

♥鼻窦炎治疗

1. 急性小儿鼻窦炎
(1) 及时用药，鼻部可用鼻粘膜收缩剂改善通气，禁用鼻眼净。
(2) 配合中药清热排毒。

2. 慢性小儿鼻窦炎
(1) 宝宝的饮食要营养均衡，关键在于增强他自身的抗病能力。
(2) 用清热排毒，养阴化痰中药。
(3) 用补脾胃的中药，打开胃口。

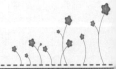

175 鼻出血

鼻出血，又称鼻衄，是小儿的常见症状。有的宝宝看起来很健康，但是却可能突发鼻出血。一般小儿鼻出血可能出现在玩耍时、睡眠中或感冒发烧期间。以上情况都会引起家长们的忧虑不安，担心宝宝是否生了重病。那么让我来真正了解一下鼻出血吧。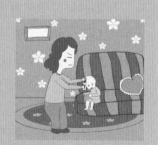

鼻出血可以分为局部因素引发的鼻出血和全身因素引起的鼻部出血两类。

♡局部因素

1. 干燥性鼻炎

这是最常见的原因，通常是由于鼻黏膜干燥或血管脆性增加而引起宝宝在排便、打喷嚏、睡眠时鼻子出血。多于饮食不当有关，如不吃蔬菜、不爱喝水等。

2. 鼻腔异物或挖鼻

2～5岁的宝宝喜欢用手挖鼻，或将各种异物塞入鼻腔内，也常引起鼻出血，这种情况出血量较少，但也是临床很常见的现象。

3. 鼻部外伤

由于宝宝比较好动，鼻子又是面部比较脆弱的部位，一旦受伤便容易引发鼻出血，有时甚至会有较大的出血量。

4. 鼻部急慢性炎症

一般来说，单纯由鼻炎引发的鼻出血较为少见，程度也比较轻。

5. 鼻腔肿瘤

儿童时期，鼻腔鼻窦的恶性肿瘤及其罕见，但鼻出血常为鼻腔肿瘤的首发症状，所以家长们也要引起注意。

♡全身因素

1.血液病

是引起儿童鼻出血常见的全身性因素之一。如血友病、白血病、血小板减少性紫癜和再生障碍性贫血等。幼儿期是血液疾病的好发阶段，鼻出血常常是其首发症状，对于反复鼻出血的宝宝，应进行血液方面的筛查。

2.急性发热性疾病

包括病毒感染的上呼吸道感染、出血热、麻疹等，主要是由于高热引起了血管神经功能的障碍、毛细血管破裂而出血。

3.营养障碍或维生素缺乏

如维生素C、维生素K、维生素P的缺乏，维生素C与血管通透性密切相关；维生素K与凝血酶原形成有关，所以缺乏这些微量元素容易引起鼻出血。宝宝长期的偏食，是造成营养障碍、微量元素缺乏的主要原因。

4.全身慢性疾病

如高血压、肝肾功能障碍等均会影响凝血功能，但在婴幼儿期的宝宝比较少见。

5.遗传性疾病

多见于儿童，如遗传性毛细血管扩张症是常见的染色体遗传性疾病。

以上病因可以单独出现，在复杂病例中也会有多因素存在，必须认真检查分析，周全考虑。

♡局部止血处理

填塞法

常见于全身性疾病或外伤等引发的弥漫性鼻出血。对于出血量较小，但出血部位无法判定的鼻出血，可以用明胶海绵、可吸收膨胀材料填塞前鼻腔，不痛苦较小；对于出血量较大，又一时无法判断出血部位，为达到及时止血的目的，可以采用凡士林纱条填塞前鼻腔，达到压迫止血的目的，在前鼻腔填塞后仍有咽部出血者，还应进行后鼻孔联合填塞，一般都能达到止血的效果，但此方法会让宝宝有很大的不适，建议填塞不要超过72小时。

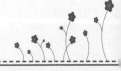

♥全身性药物处理

鼻出血容易引起宝宝紧张、恐惧，所以可以适当使用镇静剂，减缓出血的速度。止血药的使用应与急救止血同时进行，常用药品有立止血、安络血、止血敏、凝血酶等；而维生素C、维生素K、维生素P也应同时静脉输入。对于大量失血者，应统计出血量，及时补液。对于已经发生休克的宝宝，除及时纠正休克意外，还应注意低灌注带来的多器官损伤的可能，及时治疗。在鼻出血的缓解期还应积极治疗患儿全身性疾病，如血液病、肝肾功能障碍。

176 婴儿湿疹

婴儿湿疹俗称奶癣，是婴儿时期常见的一种皮肤病，2～3个月的婴儿就可发生湿疹，1岁以后逐渐减轻，到2岁以后大多数可以自愈。某些食物、紫外线、日光、动物羽毛、肥皂、寒冷、湿热，或者丝织品、人造纤维接触到宝宝都能诱发湿疹。

由于发病后奇痒，宝宝常烦躁不安，夜间啼哭，影响食欲、睡眠和身体发育。有的宝宝还有吐奶或消化不良等症状。

♥应对湿疹方法

1. 内用药
有苯海拉明糖浆、复合维生素B、维生素C等，有继发感染时还要加用抗生素。

2. 外用药
视皮肤病变状态而定。
出水糜烂或红肿时，用2%硼酸水液或0.1%雷佛奴水溶液湿敷。

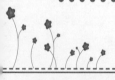

渗液与糜烂消失后，外用皮质类固醇激素制剂，如湿疹霜、祛湿油、肤轻松霜等。用曲咪新乳膏（1%硝酸咪康唑、0.1%醋酸曲安奈德与0.03%硫酸新霉素的复合制剂）每日在患处涂2次。

3. 中药

小儿湿疹是一种常见的由多种内外因素引起的表皮及真皮浅层的炎症性皮肤病，一般认为与人体变态反应有关系。中医治疗以清热解毒、养血祛风为主。

湿疹汤：金银花8克，连翘、菊花、桑叶、黄芩、黄柏、蝉蜕各6克，蒲公英、白藓皮、地肤子、当归、生地各5克，甘草2克，水煎服。每日1剂，10日为1个疗程。

外洗方：蝉蜕10克，蛇床子、白藓皮、地肤子各8克，地丁、菊花各6克，水煎外洗，每日3次。

口服药： 五福化毒丸、五黄克银丸各3克，口服，每日3次。

外用药膏： 复方蛇脂软膏、无极膏适量外用。

177 腹股沟疝气

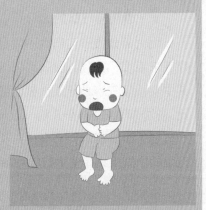

小儿疝气又称小儿腹股沟疝气，俗称"脱肠"，是小儿普通外科手术中最常见的疾病，在胚胎时期，腹股沟处有一"腹膜鞘状突"，可以帮助睾丸降入阴囊或子宫圆韧带的固定，有些宝宝出生后，此鞘状突关闭不完全，导致腹腔内的小肠、网膜、卵巢、输卵管等进入此鞘状突，即成为疝气，疝气一般发生率为1%～4%，男生是女生的10倍。早产儿发病率很高，还可能两侧同时发生。

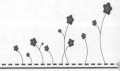

♡小儿疝气症状

（1）通常在宝宝哭闹、剧烈运动、大便干结时，在腹股沟处会形成一突起块状肿物，有时会延伸至阴囊或阴唇部位；在平躺或用手按压时会自行消失。

（2）一旦疝块发生嵌顿（疝气包块无法回纳），则会腹痛，继而出现呕吐、腹胀、发烧、烦躁不安等症状，甚至脱水、休克。

（3）如果肿物嵌顿不能返纳腹腔，在腹股沟或阴囊内可见椭圆形肿物，质地硬，触痛明显；嵌顿时间久者皮肤可见红肿，若长时间肠管不能回纳则有可能出现肠管缺血坏死等严重并发症。

♡小儿疝气治疗

1．小儿疝气不能等

常规疝囊高位结扎术即可治愈小儿疝气，腹腔镜手术更是一种微创的方法，损伤小，恢复快。但若错过最佳治疗时机，就需要行疝修补及疝修补材料的植入的手术。

一般小儿疝气在宝宝出生后很快就会发生。在宝宝哭闹、咳嗽、运动等情况下能在阴囊／阴唇上方看到包块，安静后又消失。如果不注意，有些宝宝发病很长时间爸爸妈妈可能都不知道。随着病情发展，肿块下坠接近阴囊或阴唇，这时会造成宝宝活动及行走不便，严重时会发生嵌顿（疝气包块被卡住无法回纳）不能恢复到原位，甚至威胁生命。同时，一旦发生嵌顿，宝宝往往会承受不少痛苦。

2．小儿疝气病的治疗

绝大部分腹股沟疝气不能自愈。随着病情的拖延，疝气包块逐渐增大，会给治疗带来难度，并且，腹股沟疝气容易发生嵌顿和绞窄，甚至危及患儿的生命安全。其中女孩疝气容易导致嵌顿的卵巢及输卵管坏死，造成不孕不育等严重并发症。因此，除非特殊情况，小儿疝气应早接受彻底的治疗。手术是小儿疝气最好的治疗方法。一般皆以全身麻醉，采高位结扎的方法，手术安全且时间不长。小儿疝气可用绿色无毒的中医推拿手法进行循序渐进的治疗。

3．手术护理

（1）应尽量避免和减少哭闹、咳嗽和便秘。

（2）注意休息，坠下时可用手按摩，推至腹腔。

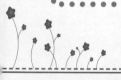

（3）尽量减少奔跑与久站，适当注意休息。

（4）适当增加营养，平时可吃一些具有补气作用的食物，如山药、扁豆、鸡、鱼、肉、蛋等。

（5）大一些的宝宝适当进行锻炼，以增强身体素质

178 佝偻病

1. 一般症状

早期出现睡眠不安、夜惊、好哭、烦躁，病情进展后可见全身肌肉松弛、肝脾大、腹部突出、多汗、贫血、发育迟缓等症。

2. 头部

颅骨软化，多见于 6 个月以内的宝宝。在其顶骨或枕骨中心用手指按压，有乒乓球样弹性感觉。方颅，8～9 个月的宝宝头颅呈方形，前囟门也偏大，到 18 个月后囟门都不能闭合。出牙晚，10 个月以上还未生乳牙，且牙质不坚。

3. 胸部

多见于 1 岁左右的宝宝，可见到肋骨与肋软骨交界处膨大如珠，称为肋串珠。并可出现胸廓畸形，如胸骨前突呈"鸡胸"和肋缘的外翻。

4. 脊柱

脊柱多向后凸，偶为侧弯。由于四肢和背部肌肉的无力，宝宝的坐、立和走路都晚于健康的宝宝，且容易跌跤。

5. 四肢

可出现两下肢向内或向外弯曲的"O"型腿或"X"型腿。腕部尺、桡骨骺端膨出，成钝圆形隆起，称佝偻病性手镯。此外，宝宝的出牙也延迟，且容易发生蛀牙。

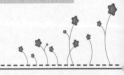

维生素 D 是治疗佝偻病的有效药物，一般患儿给予口服维生素 D 丸就可以了，对不能口服或是有腹泻情况的宝宝可在医生指导下注射维生素 D，同时加用钙剂。让宝宝多晒太阳，还要继续母乳喂养，并及时添加辅食。为防止畸形，不要让宝宝久站久坐，不让宝宝过早行走。

179 泪囊炎

症状体征

泪囊炎有三大症状：流泪、大量的眼屎以及眼睑湿疹。就是泪液里有感染的东西，会刺激眼睑皮肤，产生湿疹，婴儿出生 1～2 周后发现泪囊部有肿块，有弹性，没有红肿、压痛等急性炎症表现，偶尔可引起急性泪囊炎的症状。

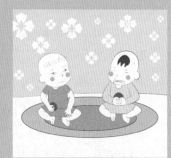

♡用药治疗

这种病有一部分是可以自愈的，并不是全部都需要手术治疗。另外，在家里还可以进行保守治疗，一个是泪道按摩，就是泪囊部位的按摩，如囊肿突然消失，表示残膜已被挤破，即告痊愈。如经 6 个月以上的保守治疗仍不见效，可经冲洗及滴用抗生素后再用探针探通，多可获得痊愈。如有泪囊周围炎时，应先按照急性泪囊炎处理。第二是滴眼药，按摩 1 天 5～6 次，眼药 1 天 2～3 次，这同样是保守治疗。

若保守治疗 4 个月以上还未见效，甚至病情加重的话就一定要考虑手术了。手术分两种，一种是泪道探通手术，对一些病情复杂的、年龄偏大的甚至有先天性泪道畸形的宝宝，泪道探通手术效果一般不太好。另外一种是泪道插管术，也叫泪道

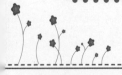

植管术，这是一类最新的手术，操作起来也方便省时，但由于宝宝很难配合，常常须全身麻醉，为了避免影响宝宝眼眶骨的发育，建议等宝宝 3 岁以后眼眶发育定型了再进行手术。

♡预防措施

（1）饮食需要根据症状咨询医生，哺乳期的母亲需要合理膳食，保证营养全面而均衡，饮食宜清淡，不要吃辛辣刺激性食物。

（2）目前先天性泪囊炎发病率较高，只要爸爸妈妈注意观察宝宝双眼就可以发现，若有溢泪，眼屎多，就及时到医院就诊，越早治疗效果越好。

180 痢疾

痢疾是指以腹部疼痛、里急后重、下赤白脓血便为主症的肠道传染性疾病。在宝宝中比较常见。多发于夏秋季节。现代医学认为本病是由痢疾杆菌所引起的急性肠道传染病，简称菌痢，主要通过病人或带菌者的粪便污染水、食物和手传播，苍蝇来去于粪便、饮食之间，对散播菌痢也起了重要的作用。营养不良、患有肠道寄生虫症等身体虚弱者，容易得本病。临床可分急性和慢性菌痢两类。

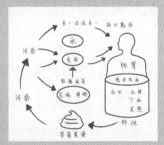

病程超过 2 个月者为慢性细菌性痢疾。痢疾的临床表现主要为大便次数增多、量少不爽快、腹部疼痛、里急后重、脓血便或粘液便交替，常伴畏寒、发热、食欲不振或恶心呕吐，形体消瘦等症。

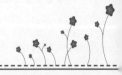

♡预防痢疾

（1）搞好环境卫生，加强厕所及粪便管理，消灭苍蝇滋生地。

（2）加强饮食卫生及水源管理。

（3）饭前便后洗手，不饮生水，不吃变质和腐烂食物，不吃被苍蝇沾过的食物。

（4）不要暴饮暴食，以免胃肠道的抵抗力降低。

181 暑热症

暑热症在发病年龄上很有特点，即大多发生在 6 个月到 3 岁的宝宝，超过 3 岁后极少患此症。因为宝宝在 3 岁以前大脑的体温调节中枢尚未发育成熟，所以体温不能随着外界环境温度的变化而自行调节；汗腺功能也不足，出汗少所以难散热。而且患暑热症的宝宝容易每年夏天都发。通常宝宝到了 3～4 岁以后，身体内的体温调节系统发育成熟了便不再得此病。

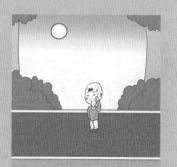

♡宝宝患暑热症的病状

发热为本症的主要症状，有如下特点：

（1）热度很少超过 40℃，通常会随着外界环境温度的变化而变化。

（2）很多宝宝的发热规律是每天清晨到中午体温逐渐升高，下午逐渐下降，到傍晚时最低，第 2 天清晨又开始升高。但有的宝宝发热并无规律，可能忽高忽低。

（3）发热持续时间长久，病程一般 1～2 个月左右，也有的长至 3～4 个月，在天气凉爽时会渐渐好转。

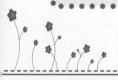

（4）房间温度低时宝宝的体温会很快下降直至恢复正常。

（5）退热药没有效果，与其他病菌感染引起的发热病不同。

（6）宝宝总是口渴，喜欢喝水，每天的饮水量可达3升以上。由于喝水多，尿的次数每昼夜可达20多次，尿色很清，送去化验检查没有什么异常，只是尿比重低。

（7）一般不出汗，偶尔可见头部稍有点汗。

（8）精神状态良好，有时可能会有消化不良或类似感冒的症状。如果热度较高，宝宝会有惊跳、烦躁、爱哭、食欲下降等表现。

（9）血液中白细胞并无增加，细胞分类也正常，这点也是与其他发热疾病的不同之处。

♡专家提示

（1）空调房需注意定时通风。

（2）电风扇不能直吹宝宝。

（3）室内最好放一支温度计，以便测控室温。

（4）给宝宝洗温水浴，水温要比宝宝体温低3℃～4℃，每次20～30分钟，每天洗2～3次。

（5）多给宝宝喝清凉饮料，如西瓜汁、绿豆汤、冬瓜水等。饮食要清淡，水分要充足，可多喝一些菜汤，但盐不宜多，也不要吃油腻食品。

（6）在医生的指导下，服用一些清暑、益气、养阴、清热的防治暑热症的中成药及药膳。

（7）若3～4天后热度还不见退，则要去看医生。

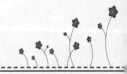

第三节 秋季宝宝疾病防治细节

182 腹泻

秋季腹泻好发于 3 岁以下的宝宝，其中又以人工喂养的宝宝最为多见。秋季腹泻的主要表现为呕吐、发热和腹泻，宝宝起病突然，最初是发热，或伴有鼻塞流涕、咽疼咳嗽等上呼吸道感染症状，几乎所有患病宝宝都会呕吐，随之排出水样大便，大便稀薄，持续的时间较长。

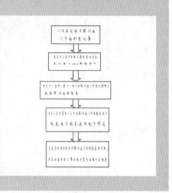

♡秋季腹泻的预防

（1）提倡母乳喂养，避免在夏季断乳，改变饮食种类。适时适量添加辅食，合理喂养，乳食勿过饱，勿进难消化食物。

（2）讲究饮食卫生，饭前便后要洗手，食具要消毒。

（3）注意气候变化，及时添减衣被，避免受暑或着凉。

（4）做好腹泻患者的隔离治疗及粪便消毒工作。

（5）避免长期滥用抗生素，防止菌群失调而导致肠炎。

（6）病室空气要新鲜流通，温度要适宜。

（7）对感染性腹泻患儿要注意消毒隔离。

（8）控制饮食，适当减少乳食，频繁呕吐者应禁食 8～12 小时，随着病情好转，逐渐恢复少量易消化的食物。初愈后应注意调摄饮食。

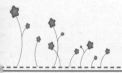

183 咳嗽

由于缺乏水分的湿润，秋季常可使宝宝的咽喉、鼻腔有干燥之感，秋燥之邪更易通过口鼻呼吸道或皮肤毛孔而侵犯入肺。因此，秋天的咳嗽，多以燥性咳嗽为主。所以在这个季节宝宝患气管炎、上呼吸道感染、过敏性咳嗽的几率会增加。

♡咳嗽预防

（1）多吃维生素 A 含量丰富的食物，如胡萝卜、苋菜、菠菜、南瓜、红黄色水果、动物肝、奶类等，可有效降低感冒的发生几率。

（2）多吃锌含量丰富的食物，可直接抑制病毒、增强细胞免疫功能。锌在肉类、海产品和家禽类食物中含量最高。

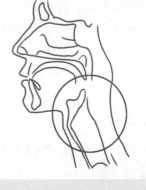

（3）多吃维生素 C 含量丰富的食物。新鲜绿叶蔬菜和各种水果中都富含维生素 C，它可促进人体免疫群抗体合成，增强免疫力。

（4）多吃铁含量丰富的食物。奶类、蛋类、菠菜、肉类等都是铁含量非常丰富的食物，但注意不能吃得过多。

（5）应鼓励宝宝多喝水，少去人群密集的地方，宝宝房间应保持温暖，并适当增加房内的湿度，宝宝运动出汗时要及时更换衣服。

184 嘴唇干裂

由于秋季湿度小、风沙大，人体皮肤黏膜血液循环差，如果新鲜蔬菜吃得少，人体维生素 B_2、维生素 A 摄入量不足，嘴唇就会干燥开裂。

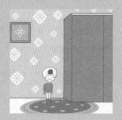

♡防治措施

在宝宝嘴唇干裂时，先用湿热的小毛巾敷在嘴唇上，让嘴唇充分吸收水分，然后涂抹润唇油，同时要注意让宝宝多喝水。嘴唇干裂或发炎时，不要用舌头舔嘴唇，因为唾液中的酵素会吸收嘴唇的湿度，会让嘴唇更加干燥。除此之外还有以下几种方法可以防治嘴唇干裂：

（1）嘴唇干裂可用石膏蜂蜜糊剂治疗，效果极佳。用法：取熟石膏50克，过80目筛，加蜂蜜50克，冰块3克，搅匀装瓶备用。每日涂患处2～3次。一般3～4天即可治愈。

（2）买一些维生素E胶丸，不要片剂，用牙签捅1个小洞，用棉签取少量抹在嘴上，可起到滋润作用。

（3）平时还应该多饮水，多吃新鲜蔬菜、梨、荸荠等有生津滋阴作用的食物。当然，也可同时服用维生素A或维生素B，这样口唇干裂很快就可痊愈。

（4）蜂蜜1勺＋维生素E胶囊若干。做法：用针刺穿胶囊，将维E溶液挤进蜂蜜里，将混合物搅拌成淡黄色糨糊状，睡觉之前用棉棒取一点轻轻抹在嘴唇上。

（5）婴儿油＋橄榄油各几滴。做法：将婴儿油和橄榄油搅拌均匀，洗澡前用棉棒沾上混合油，以螺旋状的方式涂抹在嘴唇上，洗澡后再重复涂抹一层便可。效果：嘴唇会在几天内保持水般滋润。缺点：稍有油腻感。

以上的几个配方，总的来说都是以软化角质，锁水保湿和滋润双唇为主要目的。既符合护唇的标准，又不花冤枉钱，材料都是日常生活中随手可得的。

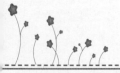

入秋后，天气逐渐变得干燥起来，"燥"也就成为了秋季的主气，中医所称的"上火"也正是秋燥所带来的种种身体反应。秋燥一般可分为温燥和凉燥，前者一般多见于初秋时节，多因天气尚热，犹有下火之余气，或因久晴无雨、骄阳久晒所致；后者则一般常见于晚秋季节，此时天气凉寒，近于冬寒之凉气。无论是温燥还是凉燥，往往会导致人体出现皮肤干燥、大便干结、烂嘴角、流鼻血、咳嗽等一系列症状。

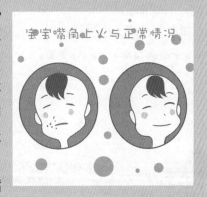

由于宝宝皮肤娇嫩、呼吸频率高、肾脏功能尚未发育完全，所以通过皮肤、肺以及肾脏丢失的水分会更多，如果饮水和饮食调理不当，就更易"上火"了。

♡赶走"上火"

（1）保证宝宝生活规律，要早睡早起，不要熬夜，不睡懒觉。

（2）可适当采取一些增湿措施，比如在房间里放置一些植物、悬挂湿毛巾或安装加湿器，也可以在卧室内放一盆水或者在地面上适当洒些水。注意经常开窗，保持室内空气流通。

（3）稳定宝宝的情绪，避免因躁动或哭闹等不稳定情绪而产生心火，灼烧津液，使口舌干燥。

（4）采取少量多次的饮用方式，让宝宝适当多喝水。白开水是最佳选择，也可适当多饮淡茶、豆浆、牛奶等饮品；还可让宝宝多吃一些水分含量多的蔬果，如生萝卜、梨、葡萄、番茄、香蕉、百合等等；要尽量少吃过咸、过甜以及烧烤类食品，以免导致阴津进一步耗竭，徒生内热内燥。

（5）饮食清淡，适当地多吃些粗粮杂豆，如麦片、黄小米、玉米、绿豆等，少

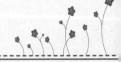

吃刺激性的食物，如葱、韭菜、花椒、蒜、姜、辣椒、油炸食物等。

（6）秋燥综合征初期的宝宝，可口服一味简易中方（6克桑叶，6克菊花，15克芦根，12克梨皮。）一日3次，服3~5天。

（7）有咽干疼痛、口唇裂开的宝宝可用适量红萝卜加上荸荠、杏仁、蜜枣及陈皮，加水煎煮约3小时后饮用，一般饮用后，口唇能恢复滋润光泽，咽干症状会减轻。

186 脑膜炎

婴幼儿的脑膜炎一般是化脓性脑膜炎。

临床上最主要的表现可概括为：

急性发热、惊厥、意识障碍、颅内压增高和脑膜刺激征、以及脑脊液脓性改变。具体症状论述如下：

1. 感染中毒及急性脑功能障碍症状

包括发热、烦躁不安和进行性加重的意识障碍。随病情加重，患儿逐渐从神萎、嗜睡、昏睡、昏迷到深度昏迷。30%以上患儿有反复的全身或局限性惊厥发作。

2. 颅内压增高表现

包括头痛、呕吐，婴儿则有前囟饱满与张力增高、头围增大等。合并脑疝时，有呼吸不规则、突然意识障碍加重或瞳孔不等大等的征兆。

3. 脑膜刺激征

以颈强直最常见。

♡脑膜炎的预防

（1）要对患病者进行隔离治疗，以防传染。

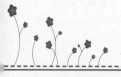

（2）流行期间做好卫生宣传，应尽量避免大型集会和集体活动，不要携带儿童到公共场所，外出应戴口罩。

（3）药物预防：国内仍采用磺胺药，密切接触者可用碘胺嘧啶（SD），宝宝每日为 100 毫克/千克。

（4）疫苗预防：现在已经有了小儿脑膜炎的疫苗，一般来说，宝宝在 12 岁之前需要每年注射疫苗，预防小儿脑膜炎。

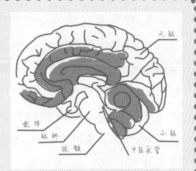

187 秋季过敏性哮喘

秋冬季节天气寒冷干燥，容易诱发哮喘。多为受细菌、病毒等病原微生物或过敏原，如被动吸烟等刺激呼吸道所致；也可能因脏腑功能失调而影响了肺脏的功能。因为饮食要素而惹起秋季过敏性哮喘发作的情况也很常见，特别是婴幼儿。引起秋季过敏性哮喘最常见的食物是鸡蛋、牛奶、花生、海鲜等。秋季过敏性哮喘的形成与反复发病，也常常是许多复杂因素综合作用的结果。容易诱发小儿哮喘。

♡如何护理哮喘宝宝

1. 爸爸妈妈要为宝宝建立一份"病案"

哮喘患儿的爸爸妈妈可以为宝宝建立一份"病案"，把宝宝每次哮喘发作的时间、地点、轻重程度和发病当天的天气变化、周围环境等情况记录下来。逐步积累经验，以便找出与哮喘发作有关的因素，采取措施加以避免。

2. 要为宝宝创造良好的生活环境

在日常生活中，尽可能地避免让宝宝接触过敏原。室内要清洁、通风，严禁吸烟；尽量不用皮毛、羽绒等制成的被褥；桌上、床下等处的灰尘要经常打扫；家里不要养猫、狗、兔子等动物；不要在宝宝的生活场所摆放油漆、化学药品、汽油、有浓烈气味的化妆品等刺激物；不要在宝宝面前抖面袋、拍打灰尘。

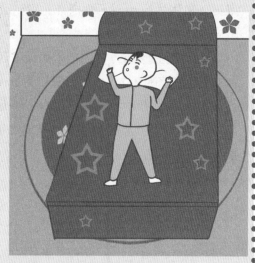

3. 要注意生活习惯和过敏原

牛奶、鸡蛋、大豆是容易引起宝宝过敏性哮喘的食物，一旦发现某种食物能引起哮喘，就要立即停止食用，其他易引起过敏反应的食物，如鱼、虾、螃蟹、葱、韭菜等，也要少吃或不吃。但长期禁食高蛋白食物不利于宝宝的生长发育，由于大多数的食物过敏都可在2～3年之内逐渐消失，所以发现宝宝对某种食物过敏时，停食6～12个月后，还可以试着再次进食，如不过敏就不必禁食了。要养成按时睡觉、吃饭、排便的习惯。不嗜食过甜、过咸的食物。

4. 多到户外活动

要加强宝宝的身体锻炼应多到户外活动，多呼吸新鲜空气。宝宝可做被动体操，稍大一点的儿童可自己做操、散步或慢跑，这样可以锻炼肺的功能，增强体质。

5. 注意添减衣服

季节变换时，要及时为宝宝增减衣服，尽量避免因感冒而引起哮喘。

宝宝哮喘发作前常常有先兆如连续打喷嚏、流眼泪、烦躁、精神不振、呼吸加快等。爸爸妈妈要用心观察，掌握哮喘发作前的表现，以便及时治疗，以防哮喘发作对宝宝身体产生损害。

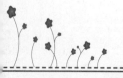

188 蛔虫病

蛔虫病是人体常见的一种肠道寄生虫病，多见于儿童。该病不仅消耗人体内大量的营养，而且会引起剧烈的腹痛和胃肠功能紊乱，有时还会诱发肠梗阻、肠穿孔、胆道蛔虫症等一系列危险的并发症，严重危害人体健康。

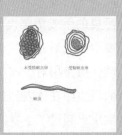

♡秋天驱蛔事半功倍

夏季，人们常生吃蔬菜、瓜果和生冷食品，是最易感染蛔虫卵的季节。受精的蛔虫卵进入人体后，先在小肠内孵化为幼虫，大约2小时左右，多数幼虫利用体积小的特点，穿破肠黏膜，经毛细血管至门静脉，再经肝脏、下腔静脉而达右心，4～5天后大部分移至肺部。幼虫在肺内经过两次蜕生，很快发育长大，然后穿破肺毛细血管到达肺泡，再经过支气管、气管到咽部，在吞咽过程中经胃再次到达小肠，这时才在小肠中"定居"下来，发育成成虫。这一过程大约需要60～70天时间。

夏季虽然感染虫卵的机会较多，但幼虫还生活在肺部或血液里，没有到小肠，这时药物并不能起驱虫作用。而在秋季，人们感染虫卵的机会少了，夏季感染的也已经发育成成虫，并且都集中在小肠内，药物可在短时间内有效地杀死蛔虫。因此，秋季驱蛔效果最好。

♡吃驱虫药有注意事项

1. 禁食油类减毒增效

服用这些驱虫药时最好忌食油腻食物。因为驱肠虫药物利用的是药物肠道局部作用，这类药物多属脂溶性，油腻食物或多或少还是对其吸收有促进作用。药物吸收增加，毒副作用就会有增强，肠道内剩余药量就会减少，驱虫作用就会降低。

2. 2岁以下小儿不宜驱虫

因为大多数驱虫药服用后，或多或少需经肝脏分解代谢或经肾脏排泄。2岁以内宝宝的肝、肾等器官发育尚不完善，有的药物会伤害娇嫩的肝、肾脏，因此驱虫药多标明婴儿禁用或慎服字样。另外，从肠道寄生虫的特点来看，虫卵大都附着于污染的手或蔬菜表面，而寄生虫的感染途径是口。2 岁左右的宝宝接触虫卵的机会要少于大龄儿童，他们接触的东西一般局限于家中的物品和玩具。这些东西比较清洁，虫卵相对少或没有。吃蔬菜的种类与量也少得多，进入体内的虫卵也相应减少。而且虫卵在体内到长大成虫需要一定的时间，也就是说，待从口入的虫卵长到成虫，宝宝也超过了 2 岁。因此，2 岁以下宝宝一般不需服用驱虫药。

189 秋季皮肤过敏

秋季天气凉，多风，干燥等诸多因素导致时下宝宝都容易出现了不同程度的皮肤瘙痒，过敏等症状。尤其是节假日出游回来，一不小心宝宝就长皮疹过敏了。专家指出，秋季宝宝皮肤出现皮疹的现象比成人更常见，多数情况就是皮肤过敏，而过敏的原因更是复杂，简单停用护肤品不能真正解决问题，而更需要找出宝宝过敏的真正"元凶"。

♡秋天宝宝容易过敏

秋季天气凉爽，许多爸爸妈妈喜欢带宝宝出去游玩或者给宝宝尝试更多好吃的，然而稍有不慎，就发现宝宝不对劲了。秋季风大，也许简单的出游就会让宝宝患上花粉过敏；新鲜的海鲜也会让有些宝宝长疹子。专家指出，容易过敏的体质是可以遗传的。例如，妈妈对花粉、宠物或某种食物过敏，宝宝则有 50% 的可能性患某种过敏症。如果爸爸妈妈双方都有过敏的话，宝宝患过敏症的几率会达到 75%。不过，一个家庭的各个成员过敏的原因可能各不相同。所以，如果你对花粉过敏，并不是说不让宝宝接触花粉就万事大吉了。遗传了过敏体质的宝宝多半会更容易发生过敏反应，而皮肤出红疹是宝宝皮肤过敏的一个典型症状。妈妈在日常生活中要留心观察，早做预防。

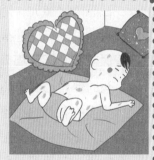

♡过敏宝宝要注意环境卫生

宝宝的健康与生活环境息息相关，宝宝有很多时间待在卧室里，因此卧室环境控制非常重要。床垫、枕头和被子都容易滋生细菌，妈妈应该经常用热水清洗寝具外套；不要使用地毯、填充式家具和填充式玩具；应将室内湿度控制在50%以下，以控制尘螨和霉菌的生长；避免饲养有毛宠物，例如：猫、狗等，因为动物皮屑和排泄物容易引起过敏；保持居家环境清洁，减少蟑螂繁殖，每周或每隔一周给房间吸一次尘，但吸尘时要保证宝宝不在房间里，以免造成宝宝皮肤过敏；经常清理卫生死角，因为细菌易生长于高温潮湿的环境中。

190 鹅口疮

鹅口疮，又称雪口病，任何年龄都可发，但在2岁以内的宝宝身上最常见。

口腔黏膜出现乳白色，微高起斑膜，周围无炎症反应，形似奶块，无痛，擦去斑膜后，可见不出血的红色创面，斑膜面积大小不等，可出现在舌，颊，腭或唇内黏膜上。

好发于颊，舌，软腭及口唇部的黏膜，白色的斑块不易用棉棒或湿纱布擦掉。

在感染轻微时，除非仔细检查口腔，否则不易发现，也没有明显痛感，仅有进食时痛苦表情，严重时宝宝会因疼痛而烦躁不安，啼哭，胃口不佳，有时伴有轻度发热。

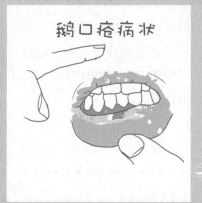

鹅口疮病状

受损的黏膜治疗不及时便会不断扩大，蔓延到咽部，扁桃体，牙龈等，更为严重者病变可蔓延至食道，支气管，引起念珠菌性食道炎或肺念珠菌病，出现呼吸，吞咽困难，少数可并发慢性黏膜皮肤念珠菌病，影响终身免疫功能，甚至可继发其他细菌感染，造成败血症。

♡预防护理

1. 产妇有阴道霉菌病的要积极治疗，切断传染途径。

2. 婴幼儿进食的餐具清洗干净后要再蒸 10 ～ 15 分钟。

3. 哺乳期的母亲在喂奶前应用温水清洗乳晕；而且应经常洗澡，换内衣，剪指甲，每次抱宝宝时要先洗手。

4. 对于宝宝的被褥和玩具要定期拆洗，晾晒；宝宝的洗漱用具尽量和爸爸妈妈的分开，并定期消毒。

5. 宝宝应经常性地进行一些户外活动，以增加机体的抵抗力。

6. 在托儿所过集体生活的宝宝，生活饮食用具一定要分开，不可混用。

7. 应在医生的指导下使用抗生素。

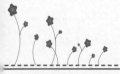

1. 饮食不足

婴儿进食太少时，消化后液体吸收余渣少，致大便减少、变稠是便秘的主因。奶中糖量不足时肠蠕动弱，也可使大便干燥。饮食不足时间较久引起营养不良，腹肌和肠肌张力减低，甚至萎缩，收缩力减弱，容易形成恶性循环，加重便秘。

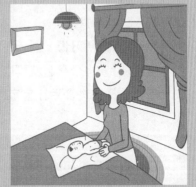

2. 食物成分不当

大便性质和食物成分关系密切。如食物中含大量蛋白质，而碳水化合物不足，肠道菌群继发改变，肠内容发酵过程少，大便易呈碱性，干燥；若食物中含较多的碳水化合物，肠道发酵菌增多，发酵作用增加，产酸多，大便易呈酸性，次数多而软；如食入脂肪和碳水化合物都高，则大便润利。如进食大量钙化酪蛋白，粪便中含多量不能溶解的钙皂，粪便增多，且易便秘。碳水化合物中米粉、面粉类食品较谷类食品易于便秘。小儿偏食，如许多小儿喜食肉类，少吃或不吃蔬菜，食物中纤维素太少，也易发生便秘。

3. 肠道功能失常

生活不规律和缺乏按时大便的训练，未形成排便的条件反射导致便秘很常见。

♡预防方法

1. 母乳喂养

牛奶喂养的宝宝更易发生便秘，这多半是因牛奶中酪蛋白含量过多，使大便干燥坚硬。所以要尽可能地选择母乳喂养，因为母乳中含有低聚糖和丰富的营养，不会让宝宝上火。

2. 均衡膳食

如果宝宝出现便秘症状，妈妈可将奶粉冲稀些，同时增加糖量，如每100毫升牛奶加10克糖。小宝宝还可以吃一些果泥、菜泥，或喝些果蔬汁，以增加肠道内的纤维素，促进胃肠蠕动，通畅排便。宝宝6个月后，妈妈可以煮胡萝卜粥、菜粥给宝宝吃，因为蔬菜中含有大量的纤维素可促进肠蠕动增加，五谷杂粮以及各种水果蔬菜都应该均衡摄入。

3. 训练排便习惯

宝宝从3～4个月起就可以训练定时排便。因进食后肠蠕动加快，常会出现便意，故一般宜选择在进食后让宝宝排便，建立起大便的条件反射，就能起到事半功倍的效果。

4. 饮食

因饮食不良引起的便秘的宝宝，消除便秘的对策当然就是调理饮食了。宝宝合理的饮食不仅可以有效预防便秘的发生，而且对已有的便秘也具有良好的治疗作用。妈妈给宝宝搭配的食物中鱼、肉、蛋与谷物的比例要适当，尽量吃些清淡的食物，不要太油腻，另外可多添加一些蔬菜和水果。平时还可以多给宝宝吃些含粗纤维的食物帮助宝宝的肠胃蠕动，使便便易于排出。

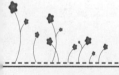

192　小儿肺炎

小儿肺炎是临床常见病，四季均易发生，以冬春季为多。若治疗不彻底，则易反复发作，影响宝宝健康。小儿肺炎的临床表现为发热、咳嗽、呼吸困难，也有不发热而咳喘重者。其病因主要是宝宝素喜吃过甜、过咸、油炸等食物，致宿食积滞而生内热，痰热，遇风寒后使肺气不宣，二者互为因果而发生肺炎。

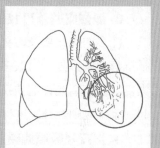

♡小儿肺炎症状

1. 发热

大多数肺炎患儿易发热。

2. 咳嗽

开始为频繁的刺激性干咳，之后咽喉部出现痰鸣音，咳嗽时可伴有呕吐、呛奶。

3. 呼吸表浅增快，鼻扇，部份宝宝口周、指甲轻度发绀

除呼吸道症状外，可伴有精神萎靡，烦躁不安，食欲不振，哆嗦，腹泻等全身症状。

♡小儿肺炎的家庭护理

当宝宝患上肺炎之后，除了药物治疗外，家庭护理对疾病的预后也起着至关重要的作用。爸爸妈妈应做好以下护理工作：

1. 要保持安静、整洁的环境

如果在宝宝的身边总是围着许多的长辈亲朋，一方面由于人多吵闹不利于宝宝休息，另一方面人们呼出的二氧化碳积聚在室内，污浊的空气也不利于身体的康复。所以，室内人员不要太多，探视者逗留时间不要太长，室内要经常定时通风换气。

2. 应注意合理地补充营养与水分

肺炎宝宝常伴有发热、胃口差等症状，所以饮食宜清淡、易消化，同时保证一定的优质蛋白。伴发热者，应给予流质饮食（如人乳、牛乳、米汤、蛋花汤、牛肉汤、菜汤、果汁等），退热后可加半流质食物（如稀饭、面条、蛋糕之类的食品），因为肺炎宝宝水分的蒸发比平时多，故必须补充适量的糖盐水。

3. 加强皮肤及口腔护理

汗多的患儿要及时更换潮湿的衣服，并用热毛巾把汗液擦干，这对皮肤散热及抵抗病菌有好处。对痰多的宝宝应尽量让痰液咳出，防止痰液排出不畅而影响肺炎恢复。在病情允许的情况下，爸爸妈妈应经常将宝宝抱起，轻轻拍打背部，卧床不起的宝宝应勤翻身，这样也可促使痰液咳出，利于康复。

4. 保持呼吸道通畅

宝宝患肺炎时，肺泡内气体交换受到限制，会有不同程度的缺氧症状。如果鼻腔阻塞或气管、支气管内有大量痰液，会影响空气的吸入，加重缺氧。因此，爸爸妈妈要及时为患儿清除鼻分泌物并吸痰以保持呼吸道通畅。室内要保持一定的湿度，避免空气干燥。

5. 按时服药、打针，以免影响疗效

由于小儿抗病能力较差，尤其是小婴儿病情容易反复，当宝宝出现呼吸困难，口唇四周发青，面色苍白或发绀等症状时，说明他已经缺氧，必须及早抢救。

6. 服用乳免疫蛋白有助于控制小儿肺炎恶化并改善小儿肺炎

拜普洛乳免疫蛋白能够增强人的免疫能力，服用后可达到防病、抗病的功效。

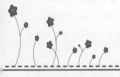

1. 水痘的临床表现

水痘潜伏期约为 12 ～ 21 天，平均 14 天。发病较急，前驱期有低热或中度发热、头痛、肌痛、关节痛、全身不适、食欲不振、咳嗽等症状；起病后数小时，或在 1 ～ 2 天内，即出现皮疹。整个病程短则一周，长则数周。

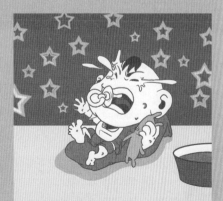

2. 水痘皮疹的特点

水痘皮疹数量较多，数百至数千个不等。一般首先出现于面部、头皮和躯干，其分布呈向心性，以发际、胸背较多，四肢面部较少，手掌足底偶见。鼻、咽、口腔、外阴等部位的黏膜亦可发疹。皮疹出现时可伴有不同程度的全身症状，但一般随着出疹的停止逐渐减轻。皮疹有痒感，有时因剧痒使患者烦躁不安。黏膜处皮疹易破溃成溃疡，常伴有疼痛。皮疹数量多者全身症状较重。水痘发疹经历斑疹、丘疹、疱疹及结痂四个阶段。

♡水痘的预防

1. 注射水痘疫苗

医生一般推荐 1 周岁以上婴幼儿注射水痘疫苗。这种疫苗的缺点是可能引起一些副作用，而且还有 10% ～ 30% 的儿童不能完全免疫。但接种过水痘疫苗的宝宝即使感染了水痘，症状也很轻微，有的甚至不出皮疹。所以如果身体状况允许，可以接种水痘疫苗。

2. 生活中的预防

(1) 帮宝宝养成良好的卫生习惯，勤洗手，以免传染病交叉感染。(2) 经常开窗通风，保持室内环境整洁。(3) 疾病流行期间尽量不带宝宝去公共场所，更不要去患病宝宝家串门，以防接触传染。

3. 远离传染源

托儿所等公共场所患病的宝宝应立即通知爸爸妈妈接宝宝回家休息，并采取隔离措施。对接触了病人的宝宝要观察 3 周，同时可服用板蓝根冲剂，每天 1 包，连服 3 ~ 5 天，有一定的预防效果。

194 伤风感冒

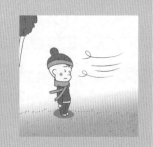

伤风感冒俗称伤风，宝宝在受凉、淋雨、过度疲劳后，因抵抗力下降，容易得此病。尽管普通感冒较流行性感冒传染性要低得多，对宝宝的危害也较轻，但仍不能忽视日常预防与护理。

♥ 预防措施

（1）增强抵抗力。平时要加强宝宝的身体锻炼，多带宝宝到户外活动，呼吸新鲜空气。

（2）加强营养。多吃水果与新鲜蔬菜，不要偏食，少吃零食，尤其要控制冷饮。

（3）加强室内通风换气。每日开窗 2 ~ 3 次，每次通风 15 分钟，通风时将宝宝抱到避风处，避免吹着宝宝。

♥ 居家护理

1. 及时退烧

对于宝宝高热可给予物理降温，如头部冷敷、35% 酒精擦浴或温水擦浴，同时遵医嘱口服退烧药。

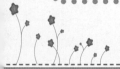

2. 通鼻顺气

对于宝宝的鼻塞，爸爸妈妈可在宝宝进食前或睡前用0.5%麻黄素滴鼻。用药前应先清除鼻腔分泌物，每次每侧鼻孔滴入1～2滴，可减轻鼻黏膜充血肿胀，使宝宝呼吸道通畅，便于呼吸和吮乳。

195 中耳炎

中耳炎是宝宝发生耳痛的一种常见原因，发病时宝宝通常会感觉到耳朵跳痛或刺痛，在吸吮、吞咽及咳嗽时会加剧。不会说话的小宝宝常有烦躁、哭闹、夜眠不安、摇头或用手揉耳等表现。由于吸吮和吞咽时耳痛会加剧，所以患中耳炎的宝宝往往不肯吃奶。

♡预防

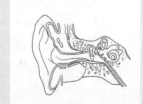

1. 母乳喂养

由于母乳中所含的免疫球蛋白A(lgG)和免疫球蛋白M(lgM)能抵御由口腔吸入至咽喉部及咽鼓管有害菌，故能有效地预防或减少婴幼儿中耳炎的发生。而用牛奶喂养的婴幼儿则缺乏这些抗体，使病菌有机可乘，呼吸道或中耳感染的几率要高一些。

2. 正确喂奶

宝宝患中耳炎和喂奶姿势不正确也有关。有的妈妈或保姆在喂乳时图省事，让宝宝平卧喂奶，或喂奶过多、过急，使宝宝来不及吞咽而呛咳，均可以使乳汁逆流入鼻咽部，从咽鼓管进入中耳而导致急性中耳炎。因此，预防中耳炎还要注意喂乳姿势，应该抱起宝宝来喂乳，不要喂得太多、太急。

3. 少擤鼻涕

当宝宝鼻塞特别厉害时最好不要擤鼻涕，以防鼻涕和细菌经咽鼓管进入中耳，诱发急性中耳炎。

小儿急性喉炎好发于 6 个月～3 岁的儿童，是以声门区为主的喉黏膜急性炎症，可因病毒或细菌感染引起，多继发上呼吸道感染，也可成为某些急性传染病的前驱症状或并发症。以声音嘶哑，咳声如犬吠为主要特征，重者可导致喉梗阻而危及生命。中医称为"喉风、喉音、喉痹"等。

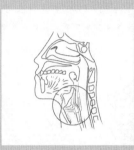

♡疾病治疗

（1）治疗的重点是解除喉阻塞，应及早使用有效药物控制感染，消除水肿、减轻喉阻塞症状。常用的口服激素有强的松、甲强龙；也可用地塞米松、氢化可的松等肌注或静脉给药。

（2）激素雾化吸入。

（3）重度喉阻塞或经药物治疗后喉阻塞症状未缓解者，应及时作气管切开术。

（4）加强支持疗法，注意宝宝的营养与电解质平衡，静脉注射葡萄糖液，保护心肌功能，避免发生急性心力衰竭。

（5）尽量使宝宝安静休息，减少哭闹而引起的呼吸困难。

♡疾病预防

（1）平时加强户外活动，多见阳光，增强体质，提高抗病能力。

（2）注意气候变化，及时增减衣服，避免感寒受热。

（3）在感冒流行期间，尽量减少外出，以防传染。

（4）生活要有规律，饮食有节，起居有常，夜卧早起，避免着凉。在睡眠时，避免吹对流风。

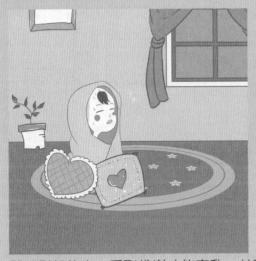

捂热综合征在寒冷季节较常发生。主要由于爸爸妈妈在天气寒冷的时候喜欢让宝宝白天穿得过于严实，夜晚盖得过紧过厚，影响了机体散热，导致体温急剧上升，宝宝便会处于高热状态。高热时末梢血管会代偿性扩张，出汗增多。同时机体代谢亢进，耗氧量增加，加之宝宝被困在衣物里，缺乏新鲜空气，容易缺氧。而小宝宝尤其是新生宝宝又无力挣脱这种"捂热"的环境，持续下去即可引起体内一系列代谢功能紊乱，从而引发捂热综合征。

捂热综合征的主要表现是，在捂热较长时间后，患儿体温迅速升高，可达41℃～43℃，全身大汗淋漓湿透衣被，头部散发大量热蒸气，面色苍白，哭声低弱，拒绝吃奶。高热大汗使水分大量丢失会出现脱水状态，宝宝烦躁不安、口干、尿少、前囟及眼窝凹陷、皮肤弹性降低。如果中枢神经系统受累，可出现频繁呕吐、尖叫、反应迟钝、眼睛凝视、反复抽搐或昏迷。如果呼吸系统受累，可出现呼吸困难、呼吸节律不规则或呼吸暂停，并可见口周围和四肢发绀。如果心肌受累，有效回心血量减少，引起心肌损害还会出现心律失常和心功能不全。

捂热过度还可能引起多器官、多系统功能衰竭，包括脑水肿、心律失常、血压降低、呼吸衰竭、肾功能衰竭等，还可能形成弥漫性血管内凝血。如果处理不及时，甚至可导致宝宝在短时间内突然死亡。了解了婴儿捂热的坏处后，爸爸妈妈在包裹宝宝时一定要注意不要过度，千万别把自己的宝宝"捂"病了。

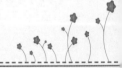

过敏性鼻炎是儿童常见的一种慢性鼻黏膜充血的疾病。

其主要症状有鼻痒、打喷嚏、流鼻涕、鼻塞、鼻涕倒流、夜间突然咳嗽等。和感冒不同的是，过敏性鼻炎一般是在气候改变、早上起床、或空气中有粉尘时发作，不过这种现象一般只持续 10 ～ 20 分钟，一天之中可能出现几次，如果患病宝宝同时有皮肤过敏或哮喘的病史，爸爸妈妈则应特别留意。

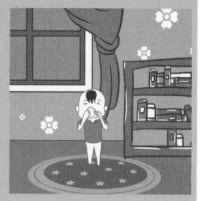

♡防治措施

治疗小儿过敏性鼻炎首推盐水洗鼻法，盐水洗鼻法治疗小儿过敏性鼻炎没有任何副作用，非常安全。只是这个方法见效比较慢，但坚持下来就会有很好的疗效。其次穴位按摩。这个方法也有不少爸爸妈妈给宝宝实施，对治疗小儿过敏性鼻炎有不错的辅助效果。

使用盐水法洗时注意几点：

（1）盐水最好用生理盐水，浓度，温度，操作方法掌握要好。

（2）坚持是最关键的。有很多鼻炎患者说用盐水洗鼻没效果，其实就是没有每天坚持下来的原因。

（3）洗鼻最好先单独冲洗鼻前庭，再冲洗鼻腔深层。直接冲洗容易把鼻前庭的脏东西直接冲到鼻腔深层。

♡预防措施

（1）先找出致敏因素加以避免，常见的过敏原有花粉、家中尘螨、动物皮屑、霉菌孢子等，在室内可利用空气过滤器清除。避免用厚重的毛毯，外出时，可以适当地使用口罩过滤过敏原。

（2）让宝宝多运动、锻炼身体，提高免疫力。

（3）中药的调补必须根据宝宝的体质辨证用药，才不致于适得其反。

199 扁桃体炎

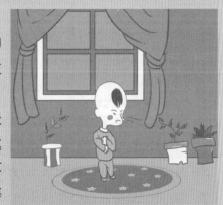

急性扁桃体炎多因受凉、潮湿、劳累、营养不良、感冒等因素引起，使小儿抵抗力下降，导致扁桃体部位的细菌大量繁殖而发病。常易反复发作，易并发鼻炎、中耳炎、偶可并发风湿热、急性肾炎、病毒性心肌炎等。起病急，颇似感冒，畏寒发热，体温可达 $39℃～40℃$，咽喉疼痛。同时伴有食欲不振，精神不振，疲乏无力，头痛，周身疼痛等症状。检查时可见咽部充血，扁桃体红肿，甚至有脓性分泌物，颈部淋巴结肿痛。本病中医称"乳蛾"或"喉蛾"，是儿科最常见的一种咽喉疾病，多为细菌侵入扁桃体所引起，以一侧或两侧桃体红肿疼痛、发热、吞咽困难为主要特征。

♡保健预防

1. 要坚持母乳喂养

母乳中的免疫因子对提高宝宝的免疫力有重要作用。

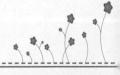

2. 合理添加辅食

在宝宝出生 4～6 个月后，可以适当添加米糊、蛋黄、稀粥等辅食。

3. 积极锻炼

1 岁以内的小宝宝，可以由爸妈带着进行必要的锻炼，如手臂操、翻身与爬行锻炼等。

4. 衣着适应气温变化

宝宝怕热，衣着不能过多，不仅季节交换时要及时增减，早中晚、室内室外、活动前后，都要根据宝宝的具体情况作调整。

200 手足口病症状

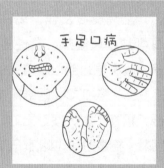

宝宝患有手足口病时，口、手掌和脚会出现水泡并且有痛感，通常还会伴随发烧的症状，如果疼痛严重，宝宝可能会不想吃东西。这种疾病具有很高的传染性。

♡应对方法

如果宝宝吃不下东西，尽量让他们吸食清淡的流质食物，避免辛辣和过咸的食物。对 6 个月以上的宝宝，还可以尝试将液体的抗酸剂和伤风抗素剂混合，用棉花蘸取涂在起泡的牙龈或者口腔处来缓解宝宝口腔的疼痛。

这种病毒可能会寄生在宝宝的粪便内长达几周，所以宝宝每次上厕所或者换尿片之后一定要彻底清洗双手。

支气管炎是指肺部较大的气道（即支气管）出现感染或发炎。当宝宝出现感冒、嗓子疼、流感或鼻窦感染时，引起这些症状的病原体（病毒或细菌等）可能会扩散到支气管。一旦这些病原体进入支气管，呼吸道就会肿胀发炎，有些地方还可能充塞粘液。虽然细菌感染和香烟、烟雾、灰尘等刺激物也会引起支气管炎，但病毒是导致宝宝患支气管炎最常见的原因。

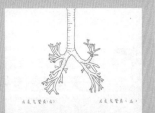

♡宝宝支气管炎症状

一开始宝宝可能表现出感冒的症状，如嗓子疼、疲倦、流鼻涕、发冷、疼痛、低热（37.8℃～38.3℃）等。接着会发展为咳嗽，起初只是干咳无痰，但之后会加重，咳出发绿或发黄的痰。宝宝咳嗽的时候，还可能会作呕或呕吐出来。

宝宝也许还会觉得胸痛、气短、气喘。如果支气管炎严重，可能会发烧几天，甚至咳上几周后才能完全康复。

♡宝宝有支气管炎该去看医生吗

由于这种病几乎都是病毒感染性的，所以宝宝患了支气管炎，医生也确实做不了太多的事情。但是如果想为宝宝确诊一下，或者希望更安心，就带宝宝去医院看一下。如果宝宝在患病3天过后咳嗽加重了，或连续2～3天发热，或者高烧到39℃以上就一定要告诉医生。如果宝宝除了咳嗽外还气喘，甚至咳血，则一定要去医院就诊。

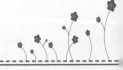

第五节　宝宝四季的疾病护理细节

 先天及遗传性疾病的护理

先天性与遗传性疾病的发病原因有所不同，主要体现在以下方面：

先天性疾病是在胎儿期患的，即胎儿在母体内的生长发育过程中，受到了外界或内在不良因素作用，致使发育不正常，出生时便有了患病的表现。如：风疹病毒感染引起的畸形、先天性髋关节脱位等。先天性疾病多半可以通过做好孕期保健来避免。

遗传病是指父母亲的精子或卵子发育异常，而导致胎儿发生器质性或功能性病变。这种病可能出生后就表现出来，也可能生后长到一定年龄时才表现出来。如：精神病是可以遗传的，多数到青春期才开始发病。遗传性疾病多半不易治愈，常是终生存在的，只能通过产前检查，及时终止妊娠来避免。

先天性及遗传性疾病患者的护理应及早开始。若宝宝被诊断为先天性心脏病时，应及早查明宝宝患病情况。向医生咨询宝宝是不是应该手术治疗，什么时候动手术最好。平时也要关注宝宝的行动，不宜进行太剧烈的活动。对于小儿智障患者，应更多采取治疗和康复训练相结合的方法。要抓住宝宝智力发展的最佳时期，锻炼他们的能力，尽可能地缩小与普通宝宝的差距。

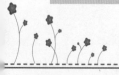

203　传染性疾病的护理

传染性疾病种类很多，主要特点是由病原体引起的，具有传染性、流行性、地方性、季节性和免疫性等特点。宝宝常患的传染病有麻疹、水痘、流感、幼儿急诊、手足口病等等，主要通过水、空气、食物、接触等进行传播。宝宝免疫力差，是传染性疾病的易感人群，对于患有传染性疾病的患儿，日常护理非常关键。

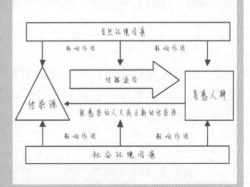

以手足口病为例，在治疗方面，手足口病如无并发症，预后一般良好，多在一周内痊愈。治疗原则主要为对症治疗。可服用抗病毒药物及清热解毒中草药及维生素 B、C 等。有合并症的宝宝可肌注丙球蛋白。在患病期间，爸爸妈妈应加强对宝宝的护理，作好口腔卫生。进食前后可用生理盐水或温开水漱口，食物以流质及半流质等无刺激性食物为宜。手足口病因可合并心肌炎、脑炎、脑膜炎、驰张性麻痹等，故应加强观察，不可掉以轻心。

204　过敏性疾病的护理

过敏性疾病在春季比较流行，主要包括过敏性紫癜、过敏性鼻炎、荨麻疹、药疹、湿疹等。他们共同点是具有发作性、反复性、可逆性。过敏性体质的宝宝日常护理应注意以下几点：

1. 避免接触过敏原

如花粉、灰尘、螨虫、动物皮毛等。给宝宝多吃一些清淡的食物，不要让宝宝吃一些含有大量异体蛋白的食物，比如海鲜。也不好给宝宝吃太过油腻的食物。避免带宝宝去花草树木茂盛的地方。

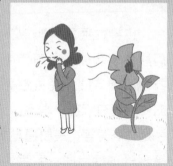

2. 多锻炼身体

过敏性鼻炎会随着环境的改变和人体自身免疫力强弱而改变，如果宝宝身体好，就算他是过敏性体质，也不一定会过敏。

3. 药物治疗

如果宝宝只是偶然发作，只要在鼻炎发作的时候用药物治疗一下就可以了，但如果宝宝的鼻炎属于慢性鼻炎，经常性发作，则需要经常使用预防性的药物。

205 流行性疾病的护理

流行病指能在较短的时间内广泛蔓延的传染病，如流行性感冒、脑膜炎、霍乱等，主要通过空气、飞沫等介质传播。日常生活中对此类疾病的防治方法有：

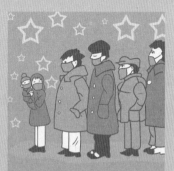

（1）流行性疾病多发时期不要到人多的地方去。

（2）注意经常开窗通风，保持空气流通。宝宝可应用流感疫苗进行免疫预防。

（3）病情严重时要隔离治疗。

"眼睛是心灵的窗户"，疏忽不得。妈妈们平时要多留意宝宝眼睛的状况，尤其是对新生宝宝的眼睛护理。当眼睛分泌物过多时，要经常清洗、擦拭，才能让宝宝"水汪汪"的眼睛明亮又健康。

眼眵，俗称眼屎，是常见的眼部疾病。眼屎主要是睑板腺分泌的油脂及白天进入眼球的灰尘等混合在一起形成的，眼屎多主要有以下几个方面的原因。

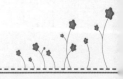

1. 眼睫毛的刺激

正常的宝宝，2～3个月大时，早上醒来眼睛上可能有些白色的眼屎，这是因为这个时期眼睫毛容易向内生长，眼球受到摩擦刺激就产生了眼屎。一般1岁左右，睫毛会自然向外生长，眼屎便渐渐少了。

消除办法：平时可用温毛巾擦干净，也可以用棉签沾2%硼酸溶液，从内眼角向外眼角轻轻擦拭干净。

2. 细菌感染

如果宝宝突然有很多眼屎，且为黄色，同时还伴有眼充血、发红，则可能是由于细菌侵入到泪囊，并在里面繁殖、化脓，脓性物填满了整个泪囊，无法排泄而堆积在眼角。这种情况有可能并发角膜炎。

消除办法：出现这种情况不要擅自用滴眼药，要及时到医院就诊。此外还要强调个人卫生，不与别人混用脸盆、毛巾等洗浴物品，以防引起交叉感染。

3. 婴儿鼻泪管发育不全

婴儿鼻泪管较短，开口部的瓣膜发育不全，位于眼的内眦，使眼泪无法顺利排出，导致眼屎累积。

消除办法：可每天用手在宝宝鼻梁处稍加按摩，帮助鼻泪管畅通。

耳朵有自洁功能，到一定时候，耳屎会自己流到外耳来，到那时用棉签或软纱布沾点水清理掉即可。

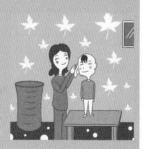

耳屎是婴儿耳朵的保护屏障。比如，宝宝吐奶或呛奶了，奶水都容易流到耳朵里面。若从外面流入会被耳屎拦截，若从里面呛入则会被耳屎会吸掉一部分，防止奶液流入内耳诱发中耳炎。

♡外耳道感染 85% 与挖耳有关

专家介绍，在患外耳道感染的儿童中，85% 以上都有挖耳屎的习惯。"相对于成年人，儿童的外耳道皮肤十分娇嫩，与软骨膜连接比较紧密，皮下组织少，血液循环差，所以挖耳屎不当更容易引起外耳道的损伤和感染，导致其发炎、溃烂，甚至造成耳朵疼痛难忍，影响张口和咀嚼。"如果宝宝好动或挖耳屎时感觉不舒服稍作挣扎，挖耳器具还可能伤及宝宝的鼓膜或听小骨，造成鼓膜穿孔，影响宝宝的听力。因此要少挖耳屎。毕竟大多数家长不了解耳朵的解剖结构，看不清耳内组织，而且为他人挖耳屎时力度难以感觉和掌控，如果因为挖耳屎而导致中耳炎甚至耳聋，那就得不偿失了。

♡如何判断新生儿中耳炎

如果患了中耳炎，一般宝宝会有疼痛的感觉，会哭闹，甚至可能出现发烧，食欲下降、睡眠不安等症状，爸爸妈妈们可以注意这些方面。如果耳部分泌物过多，建议去五官科进行判断，然后适当做一些局部的清洗和消毒治疗。

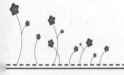

鼻子是呼吸的第一道关卡，鼻子的疾病会影响到耳、咽喉等部位，严重时甚至会引起肺部疾病。常见的小儿鼻部疾病有很多，如过敏性鼻炎，鼻窦炎，鼻出血等等。这些疾病会都影响宝宝的健康成长。了解日常生活中怎样护理宝宝的小鼻子也是十分重要的哦。

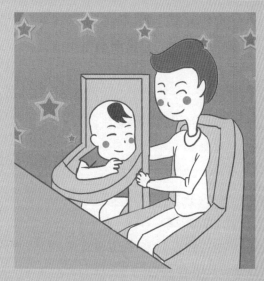

1. 不要随便挖鼻腔

宝宝的鼻腔发育还不成熟，鼻腔黏膜很薄，血管丰富，用手指挖鼻孔易损害鼻黏膜，指甲中的细菌还会导致鼻黏膜发炎、溃烂，很容易诱发慢性鼻炎。

2. 正确擤鼻涕

很多爸爸妈妈在给宝宝擤鼻涕时，习惯捏住宝宝的鼻子，让宝宝用力而挤出来。其实这种方法并不正确。因为宝宝鼻腔粘膜脆弱，捏鼻子会使鼻腔防御功能变弱，还可能使鼻涕易进入中耳和鼻窦。正确的做法应该是用手按住一侧鼻孔，让宝宝将气流吹入未按住的一侧鼻腔。压力不宜过大，一侧擤完后，再擤另一侧。

3. 正确清洁鼻孔

宝宝鼻子中有脏物时绝不能用锋利的物品去挑挖，如果发现脏物近鼻腔中部，可以取干净的棉签，蘸温水润湿一下，让后将宝宝鼻孔中的脏物轻轻地卷出来，或者干脆让宝宝自行排出。此外，用棉签蘸无刺激的油脂如凡士林于宝宝鼻腔的前庭，每天3～4次，可防止鼻腔干燥。冬季在室内放一盆水，睡前给宝宝洗脸也能滋润鼻腔，减少秽物。

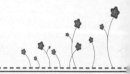

口腔具有咀嚼、消化、味觉等多种功能，一切食物都要由口而入。它是多种病原微生物的汇聚所与滋生地，一旦人体抵抗力降低，就可能发生各种口腔疾病。

常见的口腔疾病有：

1. 牙病

龋齿（蛀牙）、牙龈炎、牙龈脓肿。

2. 口腔粘膜感染性疾病

(1) 细菌性

溃疡性口炎： 口腔黏膜充血、水肿。糜烂、假膜、流涎、口臭（多由链球菌引）。

坏死性龈炎： 又称奋森氏口腔炎。口腔溃烂、坏死，严重的可穿骨落齿，使颊粘膜大片坏死，出现"走马牙疳"（由梭形杆菌、奋森氏螺旋体引起）。

(2) 病毒性

疱疹性口炎： 口腔黏膜出现小疱疹，逐渐形成溃疡，周围红肿、疼痛（由单纯疱疹病毒引起。）

(3) 真菌性

多见于婴幼儿，病儿抵抗力下降，或由于长期使用广谱抗生素后，菌群失调而感染（由白色念球菌引起）。

引起口腔疾病的主要原因是不良饮食习惯，如吃零食、临睡前喝牛奶或进食、进食后含在嘴里不咽下等，这样会使口腔总处于不干净状态，食物残渣腐酸，腐蚀牙齿和口腔粘膜。

可以让宝宝进食、喝奶后多饮清水，既补充水分，又清洁口腔。

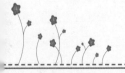

咽喉相关的小儿疾病中最常见的有先天性喉喘鸣和扁桃体炎。前者是因为缺钙或其他原因导致喉软骨发育不良，起不了支撑作用而出现喉鸣不断的现象。后者则是受细菌感染而出现的炎症。宝宝咽喉部的护理对相关疾病的防治非常重要。

（1）先天性喉喘鸣中常见的是单纯性喉喘鸣，一般在刚出生的几个月内发病，及时适当补充维生素 A、维生素 D 和钙即可，随着年龄的增长可痊愈。宝宝出现喉部鸣响时，要及早就医，确诊疾病类型，让宝宝得到及时的治疗。

（2）患扁桃体炎的宝宝，日常生活中应护理周全。宝宝房间内要多通风透气，避免因空气浑浊或抽烟等产生的刺激性气体刺激宝宝的咽喉；让宝宝养成爱卫生的好习惯，勤洗手，勤剪指甲；保证全面均衡的营养，注意饮食的清淡；加强锻炼，提高宝宝的免疫力。

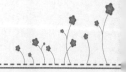

手是宝宝活动最重要的部位，还不能爬、不能走时，他的小手就经常动了，总是这里摸摸那里碰碰的。小宝宝没有自我保护意识，容易擦伤、烫伤、撞伤、甚至烧伤小手，冬季气温低时还会可能出现冻疮。而且疾病也容易盯上宝宝的小手，如夏季常见的手部湿疹，手足口病等。所以无论是日常护理还是疾病预防，宝宝的小手都是关键。

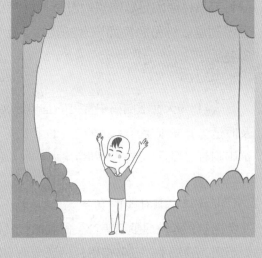

1. 对于完全可预防的疾病应及早准备，比如预防冬季冻疮

冻疮是寒气进入体内引发的局部皮肤病，以手上和脚上的冻疮最为常见。宝宝的皮肤嫩，更是容易长冻疮。爸爸妈妈应加强宝宝的防寒保暖。外出时护好宝宝的小手；易受冷的部位可以擦上油脂；平时多吃羊肉等热量高的食品都能有效防冻疮。

2. 意外伤害加强看护

平时应时刻关注宝宝的行动，不要让他（她）去碰危险的东西。应适当地给宝宝讲解危险情形，让他（她）有自我保护的意识。

3. 湿疹这类由多种因素引起的皮肤疾病，因病因复杂，护理相对讲究

首先查出过敏原因，同时忌刺激性的物品，如肥皂；洗手时不要用太热或太冷的水，这同样伤害皮肤；避免摩擦和抓挠，不然会加重细菌感染，加重病情。

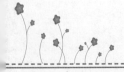

俗话说，寒从脚起，脚步护理不好容易感冒着凉，产生疾病。此外，0~3岁是宝宝足部发育的关键时期，1岁之前，宝宝的足部和腿部还没发育好，没有足够的力气支撑整个身子，只能爬行。

1岁以后，宝宝虽然能站立，但足部依然不够强壮，学习行走的过程中若不注意可能出现屈指、大拇趾内旋、外翻足的问题。因此，这一时期，做好宝宝的足部护理是很重要的。

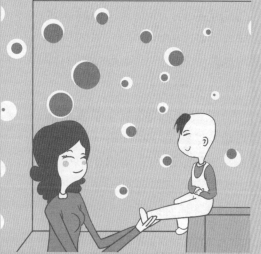

平时的护理注意以下细节：

1. 宝宝的足部的清洁

宝宝的小脚丫容易出汗，但是不宜用香皂清洁，因为香皂洗后容易丢失水分；即便是酷暑时节，也不要用凉水直接冲洗，且洗脚后要用毛巾擦干，不然宝宝容易感冒；宝宝的脚趾甲要经常检查、修剪，以免细菌孳生。

2. 宝宝足部保健

宝宝每日清洗足部后，妈妈可以适当帮助宝宝按摩。宝宝的脚底分布着与身体各器官相关的血管和神经，还有很多穴位。通过按摩脚底，可以疏通宝宝经络，预防相关疾病。

3. 选对宝宝鞋子，让宝宝形成正确的走路姿势，避免宝宝脚步变形

宝宝在不同时期所穿的鞋子应有所不同。如当宝宝学走路时，应该选择后跟稍微硬一点，足弓垫温和一点的鞋子，以避免扁平足、足外翻的情况的出现。

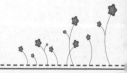

头部是人体最重要的部位，身体的指挥中心——大脑就在其中。头部的很多疾病都是牵一发而动全身的，所以爸爸妈妈在对宝宝进行头部护理时万万不可掉以轻心。

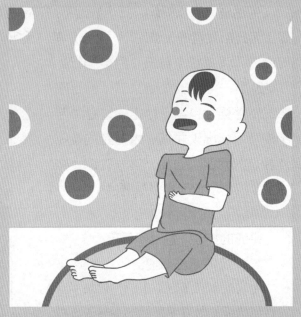

1. 头发稀疏的宝宝

一些宝宝的头发生长缓慢且稀疏，这些宝宝存在的什么问题呢？一般情况下，刚出生不久的宝宝很可能正处于胎毛脱落更换期，而且睡觉时后脑勺与枕头摩擦也会掉发，通常情况下头发生长缓慢或掉发是正常的现象。但也可能因缺钙而引起。

2. 头型不正的宝宝可能是宝宝出生时挤压造成的，也可能是宝宝的睡眠姿势造成的

前者一般 1~2 周就变正常了。而对于由睡眠姿势造成的情况，爸爸妈妈们应当及时纠正，为宝宝经常调整宝宝的睡眠姿势，别让宝宝总朝一个方向睡觉。

3. 常见的脑部疾病护理

流行性脑膜炎是一种脑部炎症，5 岁以内的宝宝非常容易患该种疾病。流脑多发的季节，宝宝应该少去人多的地方，不接触脑流患者，培养健康的生活作息。

皮肤相关疾病护理

宝宝皮肤稚嫩，抵抗能力差，容易受到细菌的侵染，产生皮肤疾病。宝宝产生相关的皮肤疾病时应该怎么护理呢？下面我们来给妈妈们支招，还宝宝健康的肌肤，让宝宝健康快乐每一天。

1. 尿布疹宝宝

患有尿布疹的宝宝，患处脆弱，经不起刺激。清洗时宜用温水，据不要香皂等刺激性大的清洁物品。采用药物治疗时谨遵医嘱。

2. 爱长痱子的宝宝

宝宝的一到夏天就特别容易长痱子，主要原因是宝宝汗腺等发育不成熟，体温调节能力差。长痱子后宝宝会觉得燥热、难受、刺痒，这种情况下，爸爸妈妈应保持宝宝房间清爽通风，保持宝宝的皮肤干净清爽，每次洗完澡后可为宝宝擦伤痱子粉，这样能缓解宝宝难受的感觉，避免宝宝乱抓引起皮肤感染。

3. 长奶的宝宝

奶医学上称为婴儿湿疹，宝宝患有该种疾病时首先应尽量避免一切外界的刺激，比如避免粉尘吸入，避免接触猫狗，避免热水和碱性肥皂的刺激。其次，合理调整饮食，坚持母乳喂养，避免刺激性的食物。然后应注意患儿消化功能，防治便秘。

腹部相关疾病护理

宝宝最常见的腹部疾病是腹泻和腹胀。腹部疾病与饮食有很大的关系，然而与宝宝腹部的护理的紧密相关。

(1) 夏季是宝宝出现腹泻的多发时期，其中一个重要原

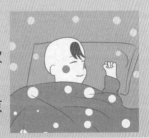

因便是宝宝睡觉时喜欢踢被子，爸爸妈妈没有及时地护住宝宝的腹部，从而导致宝宝着凉、拉肚子。爸爸妈妈注意了，夏季不管天气多热，宝宝睡觉时都应该护好胸口和腹部。

(2) 宝宝腹部胀气的常见原因是吞食了过多的空气。适当的按摩，如以宝宝的肚脐为中心，用手掌沿顺时针方向轻轻按摩宝宝的肚子。这样能促进宝宝肠道的蠕动，减轻气胀的程度，缓解宝宝病情。

216 呼吸道疾病护理

秋冬季节，天气干燥，是呼吸道疾病盛行的时节。呼吸道疾病需要及时治疗，但也非常注重护理。下面我们来看一看如何护理，才是让宝宝远离呼吸道疾病的最好方法吧！

1. 保证空气清新

空气是影响呼吸道疾病的重要方面。保持空气清新洁净能减少空气中细菌，同时避免浑浊空气刺激宝宝的呼吸道，加重病情。

2. 补充水分

多喝水具有利尿和发汗的作用，呼吸道疾病引起的发烧刚退时及时补充水分能加快体内的毒素和热量的排除，有助于宝宝及早退烧。

3. 选取恰当的方法退烧

除了根据医生的吩咐及时服药外，还应采用冷敷等方式让宝宝尽快退烧，并且随时监控宝宝的体温。

4. 清淡饮食

宝宝发热时消化能力会减弱，胃口不佳，这时应让宝宝进食一些清淡易消化的食物。

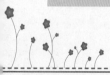

肠道疾病即为消化道疾病，其护理要点重在让宝宝养成良好的个人卫生和生活习惯。

(1) 饭前便后要洗手，防止细菌侵入。

(2) 生吃瓜果蔬菜要先浸泡再清洗，以清除水果和蔬菜表面的残留的污秽。

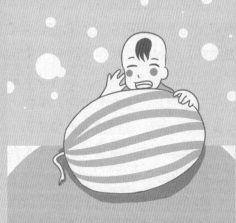

(3) 忌食生、冷、硬和变质食品。

(4) 厨房必须保持清洁，要消灭蚊蝇。

(5) 饭菜最好现吃现做。宝宝尤其不能吃剩饭。

(6) 切勿让宝宝暴饮暴食。

(7) 切勿带宝宝到路边摊就餐。

(8) 不要让宝宝长期处在空调环境中，以免胃肠道受寒。

宝宝常见的血液性疾病有贫血和白血病。血液疾病是由造血系统疾病，或影响造血系统疾病引发的血液异常改变造成的。血液疾病主要会出现头晕、思维迟钝、气喘等症状。不同的血液疾病护理方法也有所差异。

(1) 对于贫血的宝宝，要为他安排一个阳光充足、安静的房间，保证宝宝有充足的睡眠；避免接触传染病源；合理适当地为宝宝添加含铁丰富的食品，增强宝宝自身的造血功能。

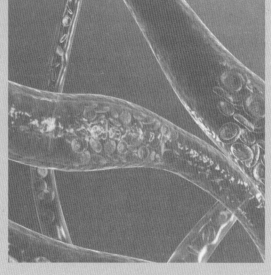

(2) 白血病的主要发病原因包括遗传、环境、病毒感染、免疫缺陷等，目前主要采用化学药物联合治疗，只要付出足够细心和耐心，病情亦能够得到缓解。爸爸妈妈们应积极配合治疗，饮食以清淡为主，保持环境干净卫生，避免传染源。

(3) 新生儿败血症患者不能自主饮食，需要医生针对具体情况的给予饮食指导，保证营养。同时，患败血症的宝宝应严密监视，观察宝宝精神状态的变化；做好皮肤、粘膜护理工作，避免感染或损伤。如有感染症状，应及时送医。

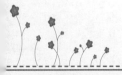

介绍两种宝宝可能患的生殖器疾病。

第一种是阴唇粘连，这是女宝宝可能患的生殖器疾病，表现为宝宝阴道口两侧本来应该分开的阴唇粘连在一起，并部分或完全堵塞了阴道口。发生时间可能在宝宝刚出生的几个月内，也可能是稍大一点的时候。本病多是由阴唇区域受刺激或发生炎症而导致的。患有这种疾病的女宝宝应及时找儿科医生咨询，使用雌激素药膏涂抹，大部分阴部粘连会随着宝宝的成长自行消失；当粘连组织较厚，经上述措施无效时，应在麻醉下作手术分离。

第二种是隐睾，这是男宝宝常见的生殖器疾病。一般说来，宝宝在妈妈肚子里刚成型时，睾丸位于腹中。随着孕期的延长，睾丸逐渐下降，第9个月时可降入阴囊内。大多数男宝宝呱呱坠地后都能在阴囊内触摸到睾丸，只有极少数（约占3%）的男宝宝阴囊里空空如也，但也会在出生后1~2个月内摸到。假如出生3个月后阴囊仍是空的，就应诊断为隐睾症。

隐睾症患者的睾丸不仅不能产生精子，还可能癌变，危及生命，故应尽早治疗。研究发现，隐睾症病儿的睾丸从2岁起就有明显病理改变，5岁后加重。因此，手术治疗应赶在睾丸发生病变之前进行，即2岁以内。

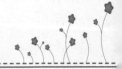

220　意外伤害护理

　　生活中，处处存在着意外伤害。跌倒，误饮，误食，溺水，中暑，烫伤，擦伤，这些成人经常会碰到的意外伤害，同样也威胁着宝宝的安全。下面我们总结了几种意外伤害的护理方法。

　　1. 烫烧伤：先用冰敷

　　不论是哪一种烫伤，都要先用冰敷。宝宝一旦被烫伤后，一定不要直接触摸伤口，可以先不脱去宝宝的衣服，先用水冲洗伤口处。

　　2. 溺水：关键 5 分钟

　　溺水是由于人体淹没在水中，呼吸道被水堵塞或反射性气道痉挛引起的窒息情况。整个过程发展十分迅速，抢救的最佳时间是在溺水后 5 分钟之内。

　　3. 吞异物：不可倒立拍打

　　宝宝吞入异物后，应及时用急救法快速排出异物。特别注意的是，不能将宝宝倒立拍打。

　　4. 动物咬伤：先排血污

　　一旦被猫狗咬伤，应先挤压伤口排污血，再用大量清水冲洗伤口，并在 48 小时内到疾控部门注射狂犬疫苗。在伤口涂上软膏或者包扎起来都是错误的做法。

221　心理疾病护理

♡宝宝也会患心理疾病

　　不要以为宝宝年龄小就不会产生心理问题，他们的心灵也是很敏感的哦。现在很多父母经常因为工作繁忙等原因对宝宝疏于照顾，甚至有些妈妈们为了尽快恢复身材不给宝宝哺乳，这样其实对宝宝的心理伤害是非常大的，只是他们无法用言语来表达而已。

♡别让宝宝情感缺乏

宝宝呱呱堕地后，就具有强烈的感情。一种是愉快，代表吃饱、睡足、身体舒服的生理满足；一种是不愉快，如饥饿、疼痛、身体被束缚，代表生理上尚未满足。以后又逐渐分化为多种情绪，如害怕、厌恶、愤怒、高兴、喜爱等，例如，当大人逗引他，用玩具吸引他时，他就有笑的表情；当缺乏充足的睡眠或者饥饿时，他就哭闹不止，所以，宝宝的感情也是非常丰富的。

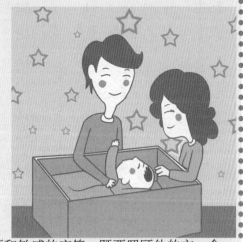

然而，并非满足了宝宝的生理需求后，就能使这产生良好的情感。有时，宝宝会出现这样一种现象；明明已经吃饱、睡足，而且大人侍候得很舒服，他还是莫明奇妙地啼哭，这种啼哭是宝宝另一种饥饿现象，称为"皮肤饥饿"，意味着宝宝要求大人的爱抚、搂抱和触摸。

宝宝由于能力有限，需要大人细致的照顾和敏感的应答，既要照顾他的衣、食，又要满足他的情感要求。例如，用发声的玩具逗他玩，多与他说话，睡觉前在背部轻轻地抚摸，使宝宝体会到环境的温暖。大人对他的关爱也能促进他对大人的信任感。反之，如果仅仅偏重对宝宝生活上的照顾，没有适当的玩具，没有关爱与交流，那宝宝不会有良好的情感。因此，爸爸妈妈在养育宝宝时，千万不能忽视了心灵上的呵护哦。

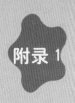

0～3岁宝宝标准身高体重对照表

宝宝年龄	男宝宝体重（千克）	男宝宝身高（厘米）	女宝宝体重（千克）	女宝宝身高（厘米）
出生	2.9～3.8	48.2～52.8	2.7～3.6	47.7～52.0
1 月	3.6～5.0	52.1～57.0	3.4～4.5	51.2～55.8
2 月	4.3～6.0	55.5～60.7	4.0～5.4	54.4～59.2
3 月	5.0～6.9	58.5～63.7	4.7～6.2	57.1～59.5
4 月	5.7～7.6	61.0～66.4	5.3～6.9	59.4～64.5
5 月	6.3～8.2	63.2～68.6	5.8～7.5	61.5～66.7
6 月	6.9～8.8	65.1～70.5	6.3～8.1	63.3～68.6
8 月	7.8～9.8	68.3～73.6	7.2～9.1	66.4～71.8
10 月	8.6～10.6	71.0～76.3	7.9～9.9	69.0～74.5
12 月	9.1～11.3	73.4～78.8	8.5～10.6	71.5～77.1
15 月	9.8～12.0	76.6～82.3	9.1～11.3	74.8～80.7
18 月	10.3～12.7	79.4～85.4	9.7～12.0	77.9～84.0
21 月	10.8～13.3	81.9～88.4	10.2～12.6	80.6～87.0
2 岁	11.2～14.0	84.3～91.0	10.6～13.2	83.3～89.8
2.5 岁	12.1～15.3	88.9～95.8	11.7～14.7	87.9～94.7
3 岁	13.0～16.4	91.1-98.7	12.6～16.1	90.2～98.1

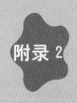

0～3岁宝宝体检一览表

时间	必需项目	正常标准	可能会检查的项目
出生后第42天	身高（厘米）	男孩：58.5±2.4 女孩：57.1±2.3	验血：可测血型，主要评价是否贫血，新生儿期血红蛋白(Hb)<145g／L，1～4月时 Hb<90g／L，4～6个月时 Hb<100g／L，6个月～3岁时 Hb<110g／L 为贫血。 微量元素：粗略检测宝宝的微量元素如铁、锌、钙的含量是否合适。

体重（千克）	男孩：5.62±0.63　女孩：5.12±0.60
头围（厘米）	男孩：38.6±1.2　女孩：38.0±1.2
视力	能追随手电筒光单方向运动。会注视较大的物体。
生殖器	男婴的睾丸应降入阴囊。

时间	必需项目	正常标准	可能会检查的项目
4个月	身高（厘米）	男孩：64.5±2.4 女孩：63.1±2.3	验血：评价是否贫血。

体重（千克）	男孩：7.36±0.80　女孩：6.78±0.75
头围（厘米）	男孩：42.0±1.2　女孩：40.9±1.2
视力	头可以随着声音的方向转动，双眼可以追随运动的物体。
听力	会留神倾听，对人们的谈话特别感兴趣。
动作发育	竖抱能支撑住自己的头部。俯卧时，能把头抬起并和肩胛成90度。扶立时两腿能支撑身体。

时间	必需项目	正常标准	可能会检查的项目
6个月	身高（厘米）	男孩：68.6±2.6 女孩：67.0±2.5	验血：评价是否贫血。 骨骼：是否为方颅，是否有肋骨外翻，这些都是缺钙的表现。
体重（千克）	男孩：8.39±0.94　女孩：7.78±0.89		
头围（厘米）	男孩：43.9±1.3　女孩：42.8±1.2		
视力	身体能随头和眼转动，对鲜艳的目标和玩具可注视约半分钟。		
听力	能根据声音寻找发声源。		
牙齿	有些宝宝已经长了2颗牙。		
动作发育	会翻身，会坐，但还坐不太稳。会伸手拿自己想要的东西，并塞入自己口中。		

时间	必需项目	正常标准	可能会检查的项目
9个月	身高（厘米）	男孩：72.6±2.6　女孩：71.1±2.6　微量	元素：通过采血化验，评价微量元素（钙、铁等）含量是否正常。
体重（千克）	男孩：9.22±1.01　女孩：8.58±0.95		
头围（厘米）	男孩：45.3±1.3　女孩：44.0±1.2		
视力	视力约0.1能注视单一线条。		
牙齿	长2～4颗牙。		
动作发育	稳坐，能自由躺下坐起，能够前后爬，扶杆能站。会双手敲积木。拇指和食指能协调地拿起小东西。		

时间	必需项目	正常标准	可能会检查的项目
1周岁	身高（厘米）	男孩：76.5±2.8 女孩：75.1±2.3	血铅评价是否铅超标。国际血铅诊断标准≥100微克/升为铅中毒。

体重（千克）	男孩：9.87±1.04　女孩：9.24±1.03
头围（厘米）	男孩：46.3±1.3　女孩：45.2±1.3
视力	可注视近物。能指鼻、口等五官。
听力	喊他时能转身或抬头。
牙齿	长出 6～8 颗牙齿。
动作发育	能自己站起来，能扶着东西行走，能手足并用爬台阶；能用蜡笔在纸上戳出点或画线。

时间	必需项目	正常标准	可能会检查的项目
1周岁	身高（厘米）	男孩：81.6±3.2 女孩：80.4±3.0	大便：是否有虫卵，是否感染蛔虫症。

体重（千克）	男孩：10.88±1.14　女孩：10.33±1.09
头围（厘米）	男孩：47.4±1.3　女孩：46.2±1.2
听力	能听懂简单的话，做简单的交流。
动作发育	独立行走，会后退，会跑；能扶着栏杆上台阶，下台阶时会往后爬或用臀部着地坐下。
大小便	能够控制自己的大、小便，会主动示意。
血液	检查血红蛋白，看是否存在贫血情况。

时间	必需项目	正常标准	可能会检查的项目
2周岁	身高（厘米）	男孩：87.9±3.5 女孩：86.6±3.5	
体重（千克）	男孩：12.24±1.28　女孩：11.66±1.21		
头围（厘米）	男孩：48.2±1.3　女孩：47.2±1.2		
听力	会说简单的句子。		
牙齿	20颗乳牙已出齐。		
动作发育	能走得很稳，能跑，能够自己单独上下楼梯。能把珠子串起来，会用蜡笔在纸上画圆圈和直线。		
大小便	完全能够控制。		

时间	必需项目	正常标准	可能会检查的项目
3周岁	身高（厘米）	男孩：95.1±3.7 女孩：94.2±3.7	弱视筛查：一般难以发现弱视。早期发现治疗效果好，12岁以后难以治疗。
体重（千克）	男孩：13.95±1.21　女孩：13.44±1.42		
头围（厘米）	男孩：49.1±1.3　女孩：48.1±1.2		
视力	到3岁时，视力可达到0.5。		
牙齿	医生会检查是否有龋齿，牙龈是否有炎症。		
动作发育	能随意控制身体的平衡，完成蹦跳、踢球、越障碍、走S线等动作，能用剪刀、筷子、勺子，会折纸、捏彩泥。		